Lysane Paquette

Prendre soin d'un patient traité aux soins intensifs

Lysane Paquette

Prendre soin d'un patient traité aux soins intensifs

Décrit par des infirmières nouvellement diplômées

Presses Académiques Francophones

Impressum / Mentions légales
Bibliografische Information der Deutschen Nationalbibliothek: Die Deutsche Nationalbibliothek verzeichnet diese Publikation in der Deutschen Nationalbibliografie; detaillierte bibliografische Daten sind im Internet über http://dnb.d-nb.de abrufbar.
Alle in diesem Buch genannten Marken und Produktnamen unterliegen warenzeichen-, marken- oder patentrechtlichem Schutz bzw. sind Warenzeichen oder eingetragene Warenzeichen der jeweiligen Inhaber. Die Wiedergabe von Marken, Produktnamen, Gebrauchsnamen, Handelsnamen, Warenbezeichnungen u.s.w. in diesem Werk berechtigt auch ohne besondere Kennzeichnung nicht zu der Annahme, dass solche Namen im Sinne der Warenzeichen- und Markenschutzgesetzgebung als frei zu betrachten wären und daher von jedermann benutzt werden dürften.

Information bibliographique publiée par la Deutsche Nationalbibliothek: La Deutsche Nationalbibliothek inscrit cette publication à la Deutsche Nationalbibliografie; des données bibliographiques détaillées sont disponibles sur internet à l'adresse http://dnb.d-nb.de.
Toutes marques et noms de produits mentionnés dans ce livre demeurent sous la protection des marques, des marques déposées et des brevets, et sont des marques ou des marques déposées de leurs détenteurs respectifs. L'utilisation des marques, noms de produits, noms communs, noms commerciaux, descriptions de produits, etc, même sans qu'ils soient mentionnés de façon particulière dans ce livre ne signifie en aucune façon que ces noms peuvent être utilisés sans restriction à l'égard de la législation pour la protection des marques et des marques déposées et pourraient donc être utilisés par quiconque.

Coverbild / Photo de couverture: www.ingimage.com

Verlag / Editeur:
Presses Académiques Francophones
ist ein Imprint der / est une marque déposée de
OmniScriptum GmbH & Co. KG
Heinrich-Böcking-Str. 6-8, 66121 Saarbrücken, Deutschland / Allemagne
Email: info@presses-academiques.com

Herstellung: siehe letzte Seite /
Impression: voir la dernière page
ISBN: 978-3-8416-2436-9

Copyright / Droit d'auteur © 2013 OmniScriptum GmbH & Co. KG
Alle Rechte vorbehalten. / Tous droits réservés. Saarbrücken 2013

Table des matières

Remerciement...	8
Introduction...	9
Problématique..	12
Technocratisation..	14
L'instrumentalisation..	15
Les contextes de pratique moderne........................	16
Les infirmières nouvellement diplômées.................	17
But et question de recherche.................................	18
Cadre de référence..	19
Le soin...	20
La relation transpersonnelle de *caring*...............	21
Les facteurs caratifs...	22
La personne...	27
La recension des écrits..	30
Technocratisation..	31
Les appareils technologiques dans les soins infirmiers	32
Le vécu des infirmières et les appareils technologiques	33
L'instrumentalisation..	37
L'objectivation du patient.................................	38

Divergence du centre d'intérêt............................	39
L'expérience vécue des patients aux soins intensifs............	41
L'expérience des appareils technologiques............	42
Le vécu des patients relativement à l'attitude des infirmières...	43
Contextes de pratique moderne....................................	44
Les infirmières nouvellement diplômées dans les contextes de pratique moderne.............................	46
Les infirmières nouvellement diplômées dans les unités de soins intensifs...	48
La méthode..	52
La recherche phénoménologique................................	53
La méthode phénoménologique selon Giorgi..........	54
Le devis de recherche...	56
Le milieu...	56
L'échantillon...	56
Les critères d'inclusion...................................	58
Le recrutement des participantes.......................	58
Le déroulement de l'étude................................	59
L'analyse des données..	61
La collecte des données....................................	61
La lecture globale des données avant leur analyse..	62
La division des données en unités de signification...	63
L'organisation et l'énonciation des données brutes dans le langage de la discipline..........................	64

La synthèse des résultats...............................	64
Les considérations éthiques......................................	65
Rigueur scientifique...	66
L'*épochè*...	67
Présentation des résultats...	69
Profil des participantes..	70
Présentation des résultats..	74
Thème 1 : Pratique infirmière complétée par le recours aux appareils technologiques..	76
Prise en charge du patient : évaluer, surveiller, connaître et traiter...	77
Les appareils technologiques comme outils de travail..	80
Garder un regard critique sur les appareils technologiques dans les soins................................	83
Thème 2 : Le soin : être là pour et avec la personne...........	86
Développer une communication avec le patient	87
S'impliquer : accompagner le patient...................	89
Développer un attachement : le patient redevient une personne humaine...	92
Thème 3 : S'investir dans l'accompagnement de l'unité patient-famille : donner une signification aux soins.............	96
Vers un partenariat famille – infirmière...............	97
Apprendre et se réaliser dans l'accompagnement de la famille..	100
Formation d'une unité patient-famille : humanisation du soin..	105

L'essence du phénomène………………………............ 109

Discussion………………………………………………. 112

    D'une pratique *technocentrée* vers l'établissement d'une relation………………………………………………… 114

    Les valeurs humanistes et l'intention de bienveillance : assises du prendre soin……………………………………. 117

    La famille comme l'élément clé d'une humanisation des soins. 120

    Les limites de l'étude…………………………………….. 124

    Les recommandations pour les sciences infirmières………… 125

        Les recommandations pour la recherche……………. 125

        Les recommandations pour la formation……………. 126

        Les recommandations pour la pratique………………. 127

        Les recommandations pour la gestion……………….. 127

Conclusion……………………………………………….. 128

Références………………………………………………. 130

Appendice A : guide d'entrevue…………………………… 139

Appendice B : Formulaire de consentement………………….. 141

Appendice C : Certificat d'approbation éthique………………. 146

Liste des tableaux

Tableau 1 : Profil des participantes.................................... 71

Tableau 2 : Caractéristiques de l'échantillon........................ 72

Tableau 3 : Caractéristiques des centres hospitaliers
d'appartenance 73

Tableau 4 : Thèmes et sous-thèmes 75

Remerciements

Tout d'abord, je veux exprimer toute ma reconnaissance à ma directrice, Madame Chantal Saint-Pierre, qui m'a soutenue tout au long de ce projet. De même, je remercie tous ceux qui m'ont fourni de précieux conseils en cours de route, je pense entre autres à ma codirectrice, Madame Martine Mayrand Leclerc, de même que Madame Kelley Kilpatrick et Monsieur Pawel Krol.

Je tiens également à souligner la contribution du Ministère de l'Éducation, du Loisir et du Sport (MELS) pour l'octroi d'une bourse qui m'a permis de finaliser mon projet de maîtrise.

Je remercie les neuf infirmières qui ont accepté de participer à cette étude et qui ont collaboré à la compréhension du phénomène du « prendre soin » dans un contexte de soins intensifs.

Finalement, je désire exprimer ma gratitude à certaines collègues de travail qui m'ont donné le courage de persévérer, notamment Annie Proulx et Sylvie Charrette. Je veux aussi souligner les encouragements apportés par mes amies de la maîtrise, Sandra Thibault et Marie-Josée Lévesque, de même que ma famille qui m'a toujours soutenue dans ce projet.

Introduction

D'une part, dans la littérature, il est présenté divers effets de l'incorporation des technologies dans la pratique infirmière, notamment dans les unités de soins intensifs (USI). Il est exposé entre autres, que ce phénomène de technocratisation promeut l'adoption et le développement de compétences techniques au détriment d'une approche humaniste du « prendre soin ». Cependant, certains auteurs (Little, 2000; McGrath, 2008) attribuent à l'expérience de travail, la facilité à transcender cette technologie et demeurer centré sur le patient. D'autre part, la pénurie en personnel infirmier fait en sorte que plusieurs milieux de soins intensifs ont décidé d'incorporer précocement des infirmières de peu d'expérience, c'est-à-dire qu'elles possèdent moins d'une année d'expérience: des infirmières nouvellement diplômées (IND). Considérant que ces contextes de pratique moderne sont susceptibles d'influencer l'expérience d'accompagner le patient nécessitant des soins intensifs pour assurer sa survie, le but de cette étude consiste en l'exploration de cette description chez les infirmières nouvelles diplômées qui ont moins d'un an d'expérience.

Tout d'abord, le premier chapitre expose le phénomène à l'étude, suivi du deuxième, portant sur la description du cadre de référence qui sera utilisé : la philosophie de la relation transpersonnelle de caring selon Watson (1985, 1988, 1999, 2008). Par la suite, le chapitre sur la recension des écrits présente les différents ouvrages scientifiques en lien avec la problématique. Le quatrième chapitre consiste en la description de la méthode de recherche, soit la phénoménologie selon Giorgi (1997, 2009). Puis cette section sera complétée par le récit de l'ensemble des étapes de cette recherche. Le cinquième chapitre est consacré à la présentation des résultats et sera divisé conformément aux trois thèmes ayant émergé de l'analyse des données. Au terme de celui-ci, l'étudiante chercheuse offre son interprétation de l'essence du phénomène. Le dernier chapitre comporte la discussion où différents thèmes émergeant de l'analyse seront explorés à la lumière des écrits scientifiques et enfin, les limites de la présente recherche et les recommandations pour les sciences infirmières en constitueront le dernier élément.

Problématique

Les unités de soins intensifs sont des lieux où l'on assure les traitements curatifs des patients dont l'état de santé physique est nettement détérioré, instable et où le risque de mortalité associé à la pathologie ou un traumatisme est élevé. Cependant, suite aux avancées biomédicales, plusieurs de ces milieux de pratique hautement spécialisés deviennent des lieux privilégiés de déploiement d'appareils technologiques qui visent à répondre à une demande curative de soins de plus en plus criante et complexe (Barnard, 2002; Dean, 1998). Dans ces circonstances, des phénomènes de technocratisation et d'instrumentalisation investissent les milieux de soins intensifs et contribuent à l'instauration d'une conjoncture susceptible d'engendrer une déshumanisation de la personne hospitalisée. Ici, la déshumanisation constitue une dévaluation de la notion de personne en tant qu'être humain authentique et qui se retrouve en quelque sorte, dépossédée de son individualité, son identité et son intégrité (Barnard & Sandelowski, 2001). Une déshumanisation qui pourrait avoir également un impact dans la manière et l'intention de dispenser les soins infirmiers autant par les infirmières expérimentées que celles qui sont nouvellement diplômées.

Parallèlement, un départ massif à la retraite d'infirmières à l'aube de l'an 2000 a amorcé un phénomène complexe d'attrition infirmière qui devrait connaître son apogée d'ici les cinq prochaines années (AIIC, 2002; Desrosiers, 2009). De même, il est prévu près de 15 000 départs à la retraite d'ici 2015, soit près de 20 % de la masse infirmière. Il semble que ces conditions entraînent des contextes de pratiques difficiles nuisant à l'intégration des INDs (Candela & Bowles, 2008; Kelly & Ahern, 2009). De même, cette pénurie fait en sorte que plusieurs milieux ont décidé d'intégrer des infirmières possédant peu d'expérience clinique dans les unités de soins intensifs. Lieu où les phénomènes de technocratisation et d'instrumentalisation sont les plus présents. Or, plusieurs auteurs croient qu'il est nécessaire d'avoir de l'expérience clinique afin de dépasser les appareils technologiques et leur manipulation et de garder une approche humaniste, centrée sur le patient (Little, 2000; McGrath, 2008).

Ainsi, les paragraphes subséquents apportent des précisions quant à la technocratisation et l'instrumentalisation. Dans un deuxième temps, seront décrits les effets des contextes de pratiques modernes sur les infirmières et en dernier lieu, les particularités attribuées aux infirmières nouvellement diplômées. Finalement, à la lumière de ces arguments, seront formulés le but et la question de recherche.

La technocratisation

Au cours des 40 dernières années, encouragé par le progrès rapide de la biomédecine, nombre d'appareils technologiques ont été déployés dans les systèmes sanitaires et plus particulièrement dans les unités de soins intensifs où ils sont devenus une partie intégrante de la pratique clinique (Barnard, 2002; Dean, 1998; Kiekkas, et al., 2006). Il s'avère que les progrès de la biomédecine et l'implantation des technologies ont instillé, modulé et développé des besoins de traitements curatifs de plus en plus complexes. Ces circonstances s'avèrent être un préambule au phénomène de technocratisation, représenté comme une colonisation des systèmes sanitaires par les « technosciences » (Krol, 2010).

Ainsi, le recours aux appareils technologiques par la médecine, sous des prétentions curatives et de progrès, entraîne nombre de répercussions. Notamment, par une priorisation de l'importance accordée aux données fournies par les appareils technologiques invasifs qui transposent l'état physiologique interne du patient sur des écrans. Il s'en suit une objectivation de la personne soignée aux soins intensifs qui contribue à sa dépersonnalisation et à sa déshumanisation (Barnard & Sandelowski, 2001; Krol, 2010; Locsin & Purnell, 2007; Watson, 1999, 2008).

Dans un même ordre d'idées, ce phénomène de technocratisation (Barnard & Sandelowski, 2001) sous-tend l'adoption et le développement de compétences et dextérités techniques qui supplantent l'importance du développement d'une relation humaine soignant-soigné de qualité (Krol, 2010; Watson, 1999, 2008). En fait, les manipulations des appareils technologiques sollicitent chez les infirmières la majeure partie de leur temps de soin et de leur attention (Almerud, Alapack, Fridlund, & Ekebergh, 2008; Barnard, 2002; Barnard & Gerber, 1999). Une divergence du focus qui transforme les valeurs de pratique chez les infirmières devenant davantage centrées sur l'emploi des technologies à l'image du modèle biomédical et prisant efficacité, dextérité et rapidité d'exécution. (Barnard & Gerber, 1999; Kiekkas, et al., 2006; Little, 2000; Locsin, 2001; Watson, 1988).

L'instrumentalisation

Parallèlement, la littérature montre que dans les contextes de pratique moderne, le déploiement des technologies engendre aussi l'instrumentalisation du patient et du soin. Ici, l'instrumentalisation qui est l'incorporation des appareils technologiques curatifs, d'observation et de monitorage de la personne est susceptible, selon plusieurs auteurs de précipiter la déshumanisation du patient soigné aux soins intensifs (Alasad, 2002; Alasad & Ahmad, 2005; Barnard, 2002; Crocker & Timmons, 2009; Dean, 1998; Krol, 2010; Little, 2000). Dans cette perspective, il s'avère que les patients traités aux USI risquent d'être traités comme des objets rationnels, des corps physiques plutôt qu'êtres humains (Moyle, Barnard, & Turner, 1995; Walters, 1995). Ce qui instille une approche de soins réductionniste où la personne est davantage considérée comme un ensemble d'organes ou de systèmes indépendants plutôt qu'un être humain dans toute sa globalité, son unicité et identité (Almerud, et al., 2008a; Locsin, 2001; Locsin & Purnell, 2007).

D'autre part, dans le but d'explorer l'expérience vécue de technocratisation et d'instrumentalisation dans la perspective du patient, plusieurs chercheurs ont rencontré des personnes ayant été exposées à cette réalité. Ainsi, sont relatées des expériences de vulnérabilité, dépendance, stress et souffrance où les patients se disent parfois « ignorés » ou « réduits au statut d'organe », littéralement dépersonnalisés (Almerud, Alapack, Fridlund, & Ekebergh, 2007; Granberg, Engberg, & Lundberg, 1998).

Les contextes de pratique moderne : l'attrition, la souffrance, la détresse

Tel que mentionné précédemment, le système sanitaire québécois fait l'expérience d'une pénurie préoccupante en personnel infirmier, situation aussi vécue ailleurs dans le Canada et dans plusieurs autres pays occidentaux tels, le Royaume-Uni, les États-Unis et l'Australie (Peter, Macfarlane, & O'Brien-Pallas, 2004). Outre une baisse significative du nombre de nouveaux permis émis particulièrement en 2008 et 2009 (OIIQ, 2010), il est mis en évidence que des infirmières de différentes générations quittent la profession en grand nombre, soit pour la retraite ou encore vers un autre type de travail (Kelly & Ahern, 2009). Dans l'espoir de comprendre ce phénomène, plusieurs auteurs ont mis en relief que les infirmières font l'expérience d'un stress pathologique (Pendry, 2007; Peter, et al., 2004). Entre autres, Pendry (2007) apporte l'argument que les infirmières pratiquant dans des milieux de soins aigus souffrent d'être tiraillées entre les contraintes imposées par un milieu technocratisé rationnel et leurs valeurs humanistes. De même, tout comme le dénotent Peter et ses collaborateurs (2004), les contextes de travail sont caractérisés par une domination des valeurs d'affaires et d'économie, où les perspectives humanistes propres à la discipline sont marginalisées.

Les infirmières nouvellement diplômées

Étant donné l'ensemble des caractéristiques des contextes modernes de pratiques de soins infirmiers ainsi que les phénomènes de technocratisation et d'instrumentalisation explorés précédemment, il semble que les infirmières nouvellement diplômées doivent relever nombres de défis et ce, d'autant plus si elles pratiquent dans des milieux de soins intensifs. Cependant, la littérature montre qu'elles sont insuffisamment préparées à faire leur entrée dans la conjoncture de prestation de soins de santé (Duchscher & Cowin, 2004; Kiekkas, et al., 2006; Little, 2000).

Qui plus est, certains auteurs remettent même en doute la pertinence de l'apprentissage de connaissances théoriques fondées sur des concepts humanistes et holistiques à la lumière de l'argument que l'humanisme ne correspond pas nécessairement aux réalités de pratique favorisées par les milieux sanitaires modernes (Maben, Latter, & Clark, 2007). Paradoxalement, certains auteurs soulignent la tendance des nouvelles infirmières à opter pour une approche *technocentrée* au détriment d'un soin centré sur la personne. Et pour cause, afin de parvenir à centrer leur attention sur la personne humaine, il importe que les infirmières maîtrisent tout ce qui a trait à la manipulation des machines; compétences qui s'acquièrent en terme d'années et de réflexions fertiles (Alasad, 2002; Almerud, et al., 2008a; Locsin & Purnell, 2007).

D'autre part, certains auteurs (Barnard & Sandelowski, 2001; Locsin, 2001; Watson, 1999) conçoivent que les infirmières par leur rôle pivot, se situent entre les appareils technologiques, les soins et la personne. Elles sont l'axe autour duquel s'articulent l'interprétation et l'influence de la relation entre ces différents concepts. Conséquemment, Barnard et Sandelowski (2001), Locsin (2001) et Watson (1999) proposent que le défi et le rôle des infirmières soient de réaliser un équilibre entre l'importance accordée aux appareils technologiques et l'attention offerte au patient et à la dimension humaine du soin.

En fin de compte et malgré les résultats empiriques et théoriques ci-documentés, il demeure que l'une des stratégies mise en place par plusieurs unités de soins intensifs, consiste en l'intégration rapide d'infirmières nouvellement diplômées et ayant moins d'un an d'expérience clinique. Toutefois, sachant que ces jeunes graduées sont celles dont la littérature expose la plus grande vulnérabilité aux problèmes ou phénomènes exposés – technocratisation, instrumentalisation – il demeure qu'il y a peu de connaissances au sujet de leur expérience de soin auprès des patients traités aux soins intensifs du Québec comparativement à plusieurs études réalisées principalement aux États-Unis, en Angleterre ou encore en Australie. De surcroît, dans la conjoncture où plusieurs phénomènes semblent conduire vers une technocratisation de la pratique infirmière et du soin, il est suggéré dans le cadre de cette recherche, de se questionner sur la description même du « prendre soin » d'un patient chez ces infirmières nouvellement diplômées qui œuvrent dans un milieu hautement technologique comme les soins intensifs.

But et question de recherche

Il est suggéré de réaliser une recherche phénoménologique dont le but consiste à décrire l'expérience vécue du « prendre soin » chez les infirmières ayant moins d'un an d'expérience et qui œuvrent auprès de patients requérant des soins intensifs pour assurer leur survie. Conséquemment, la question de recherche est formulée ainsi : quelle est l'expérience vécue du « prendre soin » d'un patient traité aux soins intensifs chez les infirmières nouvellement diplômées?

Cadre de référence

La perspective disciplinaire de Jean Watson guidera l'objet de cette recherche en raison des valeurs humanistes qui constitue ses fondements. En effet, cette auteure attribue une propension à la préservation de la dignité, l'unicité et l'intégrité de la personne. Dans ses écrits, Watson présente la profession infirmière comme une pratique esthétique humaniste fondée dans un ensemble de sciences (humaines, psychologiques, biologiques, etc.) dont le développement, l'ajustement et l'opérationnalisation se réalisent par la science du *caring* (Watson, 1985, 1988, 2008). La présente recherche contribuera ainsi à l'enrichissement de la pensée de Watson.

Afin de mieux comprendre la perspective disciplinaire choisie dans le cadre de cette recherche, les principaux concepts issus de la théorie de Jean Watson sont présentés en lien avec le phénomène à l'étude.

Le soin

Watson expose que les soins infirmiers sont situés entre le paradigme des sciences médicales – d'ontologie et épistémologie rationnelle - de la personne et d'autre part, les sciences naturelles aux normes rigides qui adhèrent à l'importance du contrôle, à l'objectivisme, les faits, les procédures, les tâches et les techniques, l'efficience et le progrès. Conséquemment - fondée dans une perspective humaniste émancipatoire – Watson (1988, 1999, 2008) considère que les soins infirmiers mettent l'emphase sur les processus « non médicaux » de soins, la promotion de la santé et du bien-être. Par contraste avec la dimension technique de la discipline infirmière avec ses soins physiques, tâches et exécutions de prescriptions en lien avec les traitements médicaux curatifs, Watson (1988, 1999) appelle à une approche centrée sur la personne et où celle-ci est estimée. Par une présence authentique, l'infirmière met l'emphase sur la dimension spirituelle, accède à l'expérience de la personne et ainsi réalise un soin humain selon une intention consciente qui se manifeste alors dans des actes concrets, transcende l'acte et devient un geste spécifique, individualisé, empreint d'attachement.

Pour ce, Watson (1988) présente la discipline infirmière comme une science humaine qui s'intéresse aux personnes et leur santé, alliant et intégrant les sciences médicales, physiques, biologiques (...) avec la beauté, l'art, l'éthique et l'esthétique dans un processus de pratiques de soins infirmiers à la personne, à la famille, à la société et à soi-même. Basée sur un système de valeurs humanistes et altruistes, elle ancre l'essence des soins infirmiers, l'idéal moral de cette discipline, dans la relation transpersonnelle de *caring*. L'infirmière, qui s'inspire de Watson, appuie sa pratique sur ce système de valeurs et dans un souci de pratique professionnelle exemplaire, arrime celui-ci à des connaissances scientifiques. Dans cette perspective, les soins infirmiers sont concernés par le soin selon une approche humaine qui se veut complémentaire au caractère curatif prisé par la médecine moderne (Watson, 1988, 1999). Par exemple, dans un contexte de soins intensifs, la nature des activités infirmières dans ces unités de soins repose sur un corpus de connaissances scientifiques relié à l'utilisation des différents instruments technologiques et l'application de traitements prescrits par les médecins. Cependant, en accord avec la vision de Watson, l'infirmière arrime les soins qualifiés de « techniques » à une façon d'être et de transmettre ces soins selon une démarche humaine et centrée sur la personne promouvant le respect et la dignité de celui ou celle dont elle a soin.

La relation transpersonnelle de *caring*

Le point central de sa philosophie est que les soins infirmiers s'articulent dans la relation transpersonnelle de *caring*, qui permet de préserver et de promouvoir la dignité humaine (Parker, 2006). Cette relation se réalise dans une intention réelle de prendre soin et d'être concerné par l'autre. Dans cette perspective, l'infirmière est authentique, pleinement présente à soi et à l'autre. Elle canalise sa conscience et son intentionnalité à comprendre, soigner, considérer la personne dans toute son intégralité plutôt que de mettre l'emphase sur sa maladie et sa pathologie (Parker, 2006). Plus qu'un geste, c'est le développement d'une relation authentique, d'une union spirituelle qui a lieu dans un moment précis, qui transcende le temps et l'espace et qui ouvre le monde et la vie vers d'autres possibilités (Parker, 2006). Au-delà du dialogue, il s'agit d'entrer dans le monde de l'autre, une connexion mutuelle qui offre l'opportunité pour chacune des personnes impliquées, de découvrir et d'apprendre de l'autre (Watson, 1999).

Cette présence prend forme dans les actions, les mots, les comportements, les connaissances, le langage corporel, les sentiments, l'intuition, les pensées, les sens, les champs d'énergie et tout ce qui contribue à l'établissement de ce lien unique (Parker, 2006). Ainsi, s'inspirant de sa propre pratique aux soins intensifs, l'étudiante chercheuse décrit par exemple une infirmière qui s'applique à comprendre la personne, malgré une communication souvent ardue en raison de l'état de santé de celle-ci, son état de conscience altérée ou l'emploi de la ventilation mécanique. L'infirmière est présente auprès de la personne, lui témoigne respect, tente de la réconforter, utilise le sens du toucher lorsqu'elle lui parle ou lui offre réassurance.

En fait, par cette relation, l'infirmière transmet, reflète et témoigne à l'autre qu'elle le reconnaît en tant qu'une personne dans toute sa globalité, tel un être-dans-le-monde et ce savoir-faire constitue le point tournant de l'esthétique du soin, le *caring*. Et dans cette perspective, l'infirmière devient une coparticipante avec la personne dans son processus de santé et d'harmonisation.

Les facteurs caratifs / processus caritas

Watson (1985) a conceptualisé les dix facteurs caratifs en se référant aux valeurs humanistes qui servent de fondement à sa théorie. Les engagements moraux de l'infirmière, l'intentionnalité et les facteurs caratifs permettent de protéger, rehausser, promouvoir et potentialiser la dignité humaine, l'intégrité et la guérison, dans lequel une personne créer ou cocréer la signification de sa propre existence, sa guérison, son vécu, et sa fin de vie. Le terme « caratifs » est utilisé afin de faire contraste avec le terme « curatif » propre à la médecine et permet de souligner la différence entre les soins infirmiers et la discipline médicale. Ces facteurs, présentés ci-dessous, sont des processus que l'infirmière utilise dans une pratique de soins directs aux patients.

1) Adoption d'un système de valeurs humanistes-altruistes

2) Instillation de sentiments de croyance et d'espoir

3) Sensibilité à soi et aux autres

4) Le développement d'une relation d'aide et de confiance

5) La promotion et l'acceptation de l'expression de sentiments négatifs et positifs.

6) L'utilisation systématique d'une méthode de résolution de problème

7) La promotion d'un enseignement – apprentissage interpersonnel

8) Soutien, protection ou correction de l'environnement mental, physique, socioculturel et spirituel

9) L'assistance relativement aux besoins de la personne

10) Reconnaissance des forces spirituelles, existentielles et phénoménologiques

Dans le cadre de ce travail, les facteurs suivants 1, 2, 3, 4, 8, 9 et 10 ont été retenus en raison de leur corrélation avec le phénomène à l'étude et seront illustrés par des exemples inspirés de la propre pratique de l'étudiante chercheuse aux soins intensifs afin d'en favoriser une meilleure compréhension. Selon le premier facteur qui correspond à « l'adoption d'un système de valeurs humanistes, altruistes », l'infirmière de soins intensifs prend conscience de l'unicité de la personne qu'elle soigne, elle veille à son bien-être et s'assure de préserver son intégrité. Elle le respecte dans ce qu'il est, cherche à connaître et comprendre ses valeurs, ses croyances, et ce, malgré que son corps soit transformé par le déploiement des instruments technologiques. Malgré qu'il soit dans un état « d'inconscience », où il n'interagit pas en raison de la médication ou de son problème de santé, elle le considère comme une personne à part entière, un être-dans-le-monde. De surcroît, si la personne ne peut communiquer en raison de son état d'éveil ou des traitements qu'elle subit, l'infirmière tentera d'obtenir ses informations par le biais de la famille ou des amis qui viennent visiter la personne. Elle développe ainsi une meilleure connaissance de celui ou celle dont elle a soin, lui permettant de lui offrir des soins personnalisés, de mieux comprendre ses réactions et de mieux l'assister dans l'expérience vécue.

Le deuxième facteur, « instillation de sentiments de croyance et d'espoir » sous-tend le même principe de chercher à découvrir qui est la personne dont l'infirmière à soin. Ici, elle s'intéresse à ses croyances, son système de valeurs et le sens qu'il donne à sa propre vie. Watson (1985, 2008) explique que, tous ont besoin de croire en quelque chose, de ressentir l'espoir et que cela joue un rôle important dans la vie de chacun et particulièrement lorsqu'on doit faire face à la maladie, à la douleur, aux pertes, au stress et à la mort. Tous ont besoin, un jour ou l'autre, de retourner au plus profond de soi, à même leur monde intérieur pour y puiser des forces afin de traverser les moments plus difficiles de l'existence. Watson souligne le pouvoir de guérison de la croyance et de la foi et c'est dans cet état d'esprit que l'infirmière cherche à découvrir et honore ce qui a un sens et ce qui est important pour la personne. L'infirmière peut devenir celle qui fait la différence entre l'espoir et le désespoir. Dans un contexte de soins intensifs, la famille prend une place importante lorsque le patient ne peut communiquer, c'est souvent elle qui sera affligée et désespérée. L'infirmière doit chercher à découvrir les valeurs et croyances auxquelles les membres de la famille adhèrent afin de faire renaître l'espoir de jours meilleurs et retrouver la force nécessaire pour continuer d'avancer malgré les tourments vécus.

Pour ce qui est du troisième facteur, « sensibilité à soi et aux autres », Watson (1985, 2008) conçoit que l'être humain est plus qu'un corps qui pense, qui ressent émotions et sentiments; il est un esprit incarné. Ce qui implique que l'infirmière doit s'ouvrir et être sensible avant tout à ce qu'elle ressent elle-même afin d'être à même de s'ouvrir à l'autre. Cette connexion à l'autre, à son esprit, consiste à comprendre ce qu'éprouve l'autre personne, d'aller au-delà, de l'aspect physique et du diagnostic. Elle servira de fondement à l'établissement de la compassion et de l'empathie, formera le corps d'une relation transpersonnelle de « personne-à-personne ». Ainsi, l'infirmière de soins intensifs, dans une conscience de ce qu'elle vit et ce qu'elle éprouve, dans une présence authentique elle tend à transcender ce qui entoure le patient, les machines, les traitements et s'ouvre à son expérience vécue, s'imagine, compatit, s'unit spirituellement à celui-ci; à cet être humain.

Le quatrième facteur « l'établissement d'une relation d'aide et de confiance » est selon Watson (1985, 2008) ce qui peut faire la différence au niveau de la qualité des soins. L'instauration de ce climat de confiance est reliée à la promotion et l'acceptation des sentiments positifs et négatifs émanant de la personne. Elle appelle à l'ouverture à soi et aux autres, car l'infirmière s'engage à découvrir l'autre, apprendre à le connaître, ce qu'il est, son monde, sa perception et l'expérience vécue de son monde. L'infirmière s'investit ainsi à dépasser le diagnostic, la maladie et à connaître la personne pour ce qu'elle. La personne ressentira que l'infirmière s'intéresse de façon authentique à ce qu'elle est et ce qu'elle vit et ainsi s'établira cette relation de confiance. Pour Watson (2008), il ne s'agit pas ici de « techniques » de communication, mais bien de compétence ontologique, de la perspective qu'a l'infirmière de la personne dont elle a soin. Par exemple, dans un contexte de soins intensifs, l'infirmière va au-delà du diagnostic et a recours à l'empathie afin de comprendre ce que vit le patient, de s'ouvrir à ce qu'il est, ce qu'il a vécu, son histoire et son avenir.

D'après le huitième facteur, « soutien, protection ou correction de l'environnement mental, physique, socioculturel et spirituel », l'infirmière qui pratique dans une unité de soins intensifs, supporte, protège ou corrige les composantes de l'environnement interne et externe de la personne. Ainsi, elle effectue les surveillances des données fournies par les instruments technologiques et ajuste la médication, les traitements afin de maintenir une homéostasie. De même, elle veille au confort physique ou encore, agit sur l'environnement externe du patient dans le but de favoriser bien-être, calme et repos, de générer un milieu qui favorise un le processus de guérison. Le confort mental est aussi une dimension auquel l'infirmière attache de l'importance par une présence attentive et attentionnée, canalisée sur l'expression de l'expérience vécue du patient.

Relativement au neuvième facteur « l'assistance relativement aux besoins de la personne », Watson (1988) réfère à la hiérarchie de Maslow afin d'énumérer les besoins auxquels l'infirmière apporte assistance. Elle rappelle ici, l'importance de considérer la personne dans sa globalité, dans une perspective holistique de la satisfaction de ses besoins. Sous cet angle, l'infirmière promeut intégrité et dignité chez la personne et favorise son estime de soin et son actualisation, telle qu'identifiée au dernier échelon de la pyramide de Maslow.

Bien que certains besoins soient concrets tels boire, manger, éliminer, respirer, d'autres s'avèrent plus abstraits. De fait, chez l'infirmière de soins intensifs, une forte proportion de ses tâches est allouée à l'assistance aux besoins biophysiologiques, car ils sont fondamentaux à la survie de l'individu. Parallèlement, la satisfaction des besoins de base est susceptible d'apporter des bénéfices d'une plus grande portée soient, diminuer la détresse, soulager, apporter un bien-être psychologique. Ainsi, au-delà des gestes techniques d'assistance dans la satisfaction des besoins, l'infirmière prend soin d'une personne humaine, pourvue d'historicité, un être-dans-le-monde qui a un vécu et un avenir bien à lui. Outre l'état de santé critique dans lequel se retrouve le patient, il demeure que celui-ci expérimente un vécu, il apprend de cette épreuve et peut aussi s'en retrouver grandi et épanoui.

Le dixième facteur est « reconnaissance des forces spirituelles, existentielles et phénoménologiques ». Ce dernier repose sur l'expérience personnelle et subjective de la personne, son identité, sa façon de concevoir et de se représenter le monde, ce qu'il vit; son « Weltanschauung », sa philosophie de la vie comme le qualifie Watson (1988). Ainsi, l'infirmière reconnaît l'existence des forces internes à la personne qui viennent influencer son expérience et qui lui permettront de surmonter et de trouver un sens à l'impasse vécue. Dans un contexte de soins critiques, lorsque la communication est déficiente, il est difficile d'avoir accès à ce monde subjectif de la personne, à sa façon de concevoir l'expérience vécue. Cependant, l'infirmière doit transcender cette réalité et reconnaître que la personne possède des forces internes susceptibles de l'aider et de persévérer. À cet effet, la description de la personne selon Watson fera l'objet du prochain paragraphe.

La personne

Watson (1988) s'est inspiré du concept heideggérien de l'être-dans-le-monde où la personne est un être qui vit des expériences, dans des mondes - interne et externe - avec lesquels elle est en interrelation selon un rapport continu d'évolution et de réalisation. L'être-dans-le-monde possède trois sphères, le corps, l'âme et l'esprit et conséquemment, plus qu'un organisme ou une chose purement physique, c'est aussi – et avant tout - un être spirituel.

La totalité des expériences vécues constitue un champ phénoménologique (Watson, 1985, 1999, 2008), cadre de référence de la personne, duquel sont issues perceptions, les réponses et sa réalité subjective. Ce champ rallie la conscience qui accompagne la perception de soi et des autres, sentiments, pensées, sensations du corps, croyances spirituelles, désirs, buts, aspirations, la conception du monde, de même que les significations et les symboles que la personne attribue à ce qui l'entoure et à ce qu'elle vit (Watson, 1988).

Dans un contexte de soins critiques, où la personne peut se retrouver inconsciente, intubée, instrumentée, l'adoption d'une telle perspective réitère que les valeurs humanistes soient bien ancrées dans la pratique de l'infirmière. En fait, pour considérer la personne en tant qu'être-dans-le-monde, il faut d'abord que l'infirmière arrive à transcender le contexte rationnel, projeter sa pratique de soins au-delà de la sollicitation de nombreux équipements technologiques déployés autour de celle-ci.

Quoi qu'il en soit, la littérature trace un portrait d'une réalité infirmière contrastante avec cette vision émancipatoire de la relation infirmière-soigné décrite par Watson. En effet, il apparaît que l'austérité des contextes de pratiques modernes, les valeurs véhiculées d'efficience, de managérialisme, laissent présager que l'établissement d'une relation transpersonnelle de *caring* n'est pas valorisé voir même essuyée. En effet, plusieurs auteurs (Kelly & Ahern, 2009; Peter, et al., 2004) ont mis en lumière que les infirmières ont une surcharge de travail, qu'elles doivent s'astreindre à donner des soins essentiellement techniques et de répondre essentiellement aux besoins physiques urgents des patients. En regard de ces constats, il y a lieu de se questionner sur la place, voire la possibilité qu'ont les infirmières nouvellement diplômées à prendre part dans une intentionnalité et une présence authentique centrée sur le moment dans l'éventualité d'une union spirituelle avec le patient.

De même, Watson (1988, 1999) argue que la profession infirmière devrait être fondée dans un système de valeurs différent de celui de la biomédecine. En foi de quoi, pourrait émerger un « curing syndrome » soit, une approche presque essentiellement motivée par les traitements, l'intégration d'appareils technologiques de même qu'une recherche d'une guérison à tout prix, des perspectives propres à la médecine plutôt qu'au nursing. Dans de telles circonstances, les infirmières seraient susceptibles d'être détournées d'un soin humaniste qui préserve et promeut dignité et intégrité de la personne soignée (Watson, 1988). À la lumière de ces arguments, il semble plausible que le patient, qui est traité aux soins intensifs, est susceptible de vivre une dépersonnalisation et une déshumanisation. Ainsi, le chapitre suivant permettra d'explorer ce que la littérature recèle relativement aux enjeux du phénomène à l'étude.

Recension des écrits

Cette section aborde la recension des écrits scientifiques servant à documenter la pertinence du sujet, faire le point sur l'état des connaissances et explorer l'ensemble des éléments en lien avec la description du « prendre soin » d'un patient hospitalisé aux soins intensifs, chez les infirmières nouvellement diplômées. Elle est divisée en cinq grands thèmes. Le premier présente les écrits scientifiques liés au concept de technocratisation dans les soins et d'en saisir les diverses répercussions dans la profession infirmière. Par la suite, les thèmes de l'instrumentalisation découlant de l'intrusion des technologies dans les soins infirmiers seront élaborés. Puis, est explorée l'expérience des patients qui ont été exposés à ces phénomènes lors de leur hospitalisation aux soins intensifs. Subséquemment, sont proposés des écrits mettant en évidence les particularités des contextes de pratique modernes au sein desquels les infirmières travaillent. Enfin, le dernier thème permet d'explorer ce que certaines recherches rapportent sur le vécu des infirmières nouvellement diplômées dans les unités de soins intensifs.

Technocratisation

L'avènement des appareils technologiques dans la pratique de soins moderne semble, selon plusieurs auteurs (Barnard, 2000, 2002; Barnard & Gerber, 1999; Barnard & Sandelowski, 2001; Dean, 1998; Nagle, 1999) donner lieu à diverses répercussions. L'introduction des appareils technologiques serait notamment remarquée dans les unités de soins intensifs des hôpitaux où ils sont devenus la pierre angulaire des traitements et des soins (Dean, 1998). Afin de bien saisir les répercussions de l'intrusion des appareils technologiques dans les systèmes sanitaires, seront présentés les sous-thèmes suivant : 1) la technologie dans les soins infirmiers, 2) le vécu des infirmières et les appareils technologiques.

La technologie dans les soins infirmiers

En premier lieu, il importe de définir ce que sont les appareils technologiques dans les soins et à ce sujet, Barnard et Gerber (1999) présentent ce phénomène comme l'ensemble des appareils qui assurent la surveillance, la suppléance et le contrôle des organes défaillants ou des fonctions physiologiques. De même, ces auteurs dépassent l'aspect physique en décrivant la technologie en terme de tâches, d'habiletés techniques et des connaissances associées à son utilisation tout autant que l'environnement qu'elle crée.

Dans l'intérêt d'explorer les répercussions des appareils technologiques dans les systèmes sanitaires, Dean (1998) a réalisé une recension d'écrits exhaustive où il relève notamment qu'elles peuvent dépersonnaliser les patients. À la lumière de ses lectures, Dean (1998) soulève que les infirmières travaillant au sein d'environnements de haute technologie, semblent se concentrer surtout sur l'aspect curatif de leur rôle, propre à une perspective issue du modèle médical moderne. Dans un écrit théorique, Nagle (1999) soulève aussi des constats semblables à l'effet que l'introduction des appareils technologiques a modifié les environnements de soins et conséquemment, a engendré des répercussions sur l'essence de la profession infirmière. Selon cette auteure, considérant que la profession infirmière a acquis un lot de tâches techniques et qu'elle a dû développer des compétences et des connaissances liées à la manipulation des appareils technologiques, il apparaît que ces adjonctions sont susceptibles de conférer un statut de « technicienne clinique » aux infirmières. Progressivement, il semble que l'aspect technique l'emporte sur la dimension humaniste de la profession. Locsin (2001), tout comme Nagle (1999), apporte ce même argument dans un écrit théorique, qu'une culture technologique des soins infirmiers émerge où l'efficacité et la rapidité d'exécution sont des valeurs prisées qui valent à la profession infirmière la réputation d'avoir une pratique mécanique et essentiellement technique. Des constatations semblables sont présentées dans un écrit théorique de Krol (2010), sur l'apprentissage du *caring*, où il est mentionné que le développement rapide des sciences et des technologies influence la formation des infirmières et par le fait même, la pratique infirmière en soi.

Barnard exploite cette notion dans *Philosophy of technology and nursing* (Barnard, 2002), où il explique que l'introduction de la technologie dans les pratiques de soins infirmiers a favorisé l'émergence de « patterns d'activités » qui par leur nature influencent le soin des patients, mais aussi, les valeurs, les connaissances, les aptitudes, les rôles et les responsabilités des infirmières. Selon lui, les appareils technologiques engendrent des répercussions au sein du quotidien de l'infirmière, à même la culture des soins infirmiers, sa profession, son langage, ses valeurs, son éducation et ses connaissances. Pour cette raison, les appareils technologiques ne sont pas des phénomènes neutres, car leur signification dépasse l'outil de travail (Barnard & Sandelowski, 2001).

Le vécu des infirmières et les appareils technologiques

Dans un même ordre d'idées, Crocker et Timmons (2009) ont réalisé une recherche ethnographique en Angleterre ayant pour but d'explorer la signification de la technologie en situation de sevrage de la ventilation mécanique chez des infirmières de soins intensifs (n=12). Les chercheurs ont, entre autres, apporté comme réflexion que les infirmières ayant plus d'expérience perçoivent la technologie différemment et semblent accorder plus d'importance à connaître le patient. En effet, les infirmières nouvellement diplômées (novice nurses) exposent que leur rôle se limite au monitorage et à l'enregistrement de données.

Portant un regard différent, les infirmières d'expérience sont d'avis que les appareils technologiques sont introduits pour les aider à donner des soins et à optimiser les traitements et les résultats chez les patients (Crocker & Timmons,

2009). Conséquemment, elles évoquent la nécessité d'avoir une perspective holistique du patient et considèrent la technologie tel un processus global de connaissances, de tâches et d'équipements, tout autant que des soins infirmiers donnés de façon individuelle. Ainsi, la maîtrise des appareils technologiques est une composante essentielle des compétences des infirmières de soins intensifs et ceci est d'autant plus nécessaire pour parvenir à les dépasser et développer une vision holistique du patient. Ces auteurs avancent l'argument que les infirmières nouvellement diplômées (novice nurses) se contentent de tâches superficielles « superficial survival skills » et d'une certaine façon, n'offrent pas des soins optimaux (Crocker & Timmons, 2009).

À l'avenant, Alasad (2002) a conduit une recherche portant sur l'exploration de l'expérience vécue des infirmières des soins intensifs en regard de l'utilisation de la technologie dans leur unité. Selon un devis herméneutique, l'observation de la pratique quotidienne et des entrevues auprès d'infirmières expertes en soins critiques (n=22) ont révélé que celles-ci croient que les appareils technologiques accaparent considérablement leur emploi du temps et conséquemment, l'acquisition de compétences techniques devient la principale expertise recherchée (Alasad, 2002). L'aspect technique lié à la manipulation des appareils est à ce point important que, selon leurs constats, le soin pourrait même être considéré comme un concept technologique.

Kiekkas, Karga, Poulopoulou, Karpouhtsi, Papadoulas et Koutsojannis (2006), ont employé une approche quantitative afin d'évaluer les perceptions d'infirmières de soins intensifs relativement à l'utilisation des appareils technologiques. Afin de mener à bien cette recherche réalisée en Grèce, les chercheurs ont élaboré un questionnaire ($p < 0,05$) constitué de trois sections : les effets positifs, les effets négatifs et les données démographiques. Parmi les 114 infirmières ayant répondu à celui-ci ($\propto$ Cronbach 0,87 pour la première partie et 0,78 pour la seconde), près de la moitié (48,3 %) avaient plus de 10 ans d'expérience en soins intensifs et leur âge se situait entre 23 et 42 ans. Ainsi, bien qu'une majorité de ces infirmières (71,2 %) trouvent que les appareils technologiques apportent des effets positifs à leur pratique, car ils facilitent leur travail, elles ont l'impression que l'ensemble des tâches reliées à la manipulation des appareils technologiques fait en sorte qu'elles ont moins de temps pour des soins infirmiers aux patients.

Dans un même ordre d'idées, Barnard et Gerber (1999) ont procédé à une étude selon un devis herméneutique ayant pour but de décrire et de comprendre l'expérience de la technologie vécue par des infirmières d'un département de chirurgie. Des entrevues semi-structurées ont été réalisées auprès de 30 infirmières ayant d'une à 30 années d'expérience. Comme elles l'ont exprimé, leur pratique quotidienne est affectée par toutes les manipulations et les demandes qu'exigent les appareils technologiques. Le temps nécessaire, la présence physique et la concentration qu'exigent les tâches reliées aux appareils technologiques retranchent du temps de qualité pouvant être utilisé à bon escient auprès du patient. Pour cette raison, ces infirmières décrivent la technologie en terme de barrière érigée entre elles et le patient; elles et la famille. Elles ont aussi noté que l'utilisation des appareils technologiques amenuise l'importance accordée au patient, car ils confèrent une plus value aux données objectives comparativement à celles issues de la subjectivité du patient.

Suite à cette recherche, Barnard (2002) a réalisé un écrit théorique portant sur l'altération de la volonté de l'infirmière à prendre soin du patient en présence d'appareils technologiques. Selon lui, les appareils technologiques exercent des demandes sur les infirmières sous forme de diverses sources de sollicitations qui en plus d'attirer leur attention, les engagent dans une exigence de connaissances, de responsabilités et de compétences qui s'ajoutent aux autres rôles qu'elles doivent remplir. Par conséquent, il expose une dichotomie entre d'une part les valeurs et prémisses humanistes de la profession infirmière et d'autre part, l'aspect curatif plutôt fondé sur le modèle biomédical et qui est supporté ici, par le recours et la manipulation des appareils technologiques.

Enfin, Barnard en collaboration avec Sandelowski (Barnard & Sandelowski, 2001), exposent que les appareils technologiques doivent être au service des soins infirmiers et contribuer à une approche humaniste et que ce n'est pas d'une façon délibérée qu'ils induisent une déshumanisation. Ils avancent plutôt l'idée que c'est dans la façon de percevoir ces appareils, en lien avec le contexte d'utilisation et la façon de définir le patient. De fait, tout comme plusieurs auteurs (Dean, 1998; Kiekkas, et al., 2006), Barnard et Sandelowski (2001) sont d'avis que l'infirmière devient une médiatrice entre les appareils technologiques et le patient. Pourvue d'un rôle pivot, il appartient à l'infirmière d'apporter un aspect humaniste au contexte d'utilisation des technologies, dans les soins prodigués et son approche.

Sous un autre angle, McGrath (2008) a réalisé une étude phénoménologique où elle a exploré l'expérience du « prendre soin » par des infirmières (n=10) ayant plus de trois d'expérience en soins intensifs. Selon cette auteure, la particularité des environnements de soins intensifs est qu'ils ne se prêtent pas naturellement à un soin humain. Son argument tient au fait que les patients dans ce contexte de soins apparaissent dépersonnalisés, contrôlés par des technologies pour assurer leur survie ce qui par conséquent, leur confèrent une allure dépourvue d'humanité (McGrath, 2008).

Dans un même ordre d'idée, les participantes de la recherche de McGrath (2008), expliquent qu'en raison de leur présence constante au chevet des patients, elles développent une profonde empathie envers eux, ce qui favorise l'établissement d'une relation. Cependant, l'auteure précise que les infirmières participantes ont plusieurs années d'expérience et possèdent l'expertise technique qui contribue à considérer les technologies comme étant facile à utiliser et conséquemment de les dépasser. McGrath (2008) souligne l'expérience vécue des infirmières novices de son échantillon qui se distingue par la souffrance ressentie tant au niveau professionnel que personnel en lien avec l'utilisation des appareils technologiques, ce qui corrobore les résultats révélés par Little (2000) et Alasad (2002) présentés ultérieurement. Conséquemment, elle suggère d'explorer le vécu de ces infirmières ayant peu d'expérience clinique (McGrath, 2008).

En somme, il apparaît que l'incorporation de technologies dans les soins réquisitionne l'infirmière et tend à l'écarter du patient. Or, de par sa position privilégiée, située entre le patient et les appareils technologiques, plusieurs auteurs avancent l'argument que c'est à l'infirmière d'instaurer un équilibre entre les aspects déshumanisants du recours aux appareils technologiques issus de la pratique médicale moderne et les dimensions humanistes propres à la propre infirmière. En fait, une dimension déshumanisante des milieux hautement technologiques semble se profiler à la lecture des écrits. De même, la technocratisation supporte l'instauration d'un phénomène d'instrumentalisation, qui sera abordé dans la section suivante.

Instrumentalisation

À l'issu des lectures réalisées dans le cadre de cette recherche, l'instrumentalisation consiste en l'incorporation des appareils technologiques curatifs, d'observation et de monitorage à même la personne et dans les soins (Alasad, 2002; Almerud, et al., 2008; Barnard, 2000; Crocker & Timmons, 2009; Dean, 1998; Krol, 2010; Little, 2000; Moyle, et al., 1995). La présente section expose les répercussions de l'instrumentalisation soit, l'objectivation du patient et la divergence du centre d'intérêt.

L'objectivation du patient

Tout d'abord, un écrit théorique de Locsin et Purnell (2007), explore les diverses répercussions de la technologie, en particulier l'instrumentalisation. En effet, ces auteurs encouragent cette réflexion d'autant plus, qu'elles croient en la nécessité de trouver une façon de réconcilier la technologie et les intentions holistiques de la profession infirmière. L'instrumentalisation met en jeu, selon elles, la façon de percevoir la personne. Or, comme elles le rappellent, le cœur des soins infirmiers est la personne et elle doit être perçue en tant que participante aux soins, plutôt qu'objet du soin. C'est aussi de la découvrir, l'apprécier à la fois par sa dimension subjective tout autant qu'objective. Paradoxalement, ces auteurs sous-entendent que la technologie apporte une perspective positiviste de la personne, car elle met l'emphase sur ses composantes, générant une ontologie et un « prendre soin » réductionniste de celle-ci. Tout comme Barnard et Gerber (1999), elles arrivent au même constat qu'avec les appareils technologiques, la vision globale de la personne est obtenue selon des données issues des appareils; essentiellement constituée de composantes physiques et de fonctions physiologiques (Locsin & Purnell, 2007).

Dans un même ordre d'idées, Almerud, Alapack, Fridlund et Ekebergh (2008) ont réalisé un écrit de type théorique selon une perspective philosophique basée sur les résultats de deux recherches phénoménologiques. Ces auteurs mettent en lumière le paradoxe entre l'étroite surveillance exercée par les infirmières sur l'ensemble des appareils technologiques et des paramètres obtenus comparativement à la faible attention offerte aux demandes du patient. Cet état de fait suggère aux chercheurs que les infirmières priorisent les tâches techniques de préférence au développement d'une relation de confiance et d'une attitude d'écoute envers le patient. Ils ajoutent que les appareils technologiques rendent les infirmières esclaves par ses attraits captivants et le sentiment fictif de sécurité qu'ils induisent. Ils les absorbent et deviennent le pivot des opérations. Ce qui rappelle les arguments de Barnard (2000, 2002) voulant que les appareils technologiques attirent l'attention des infirmières et les écartent du patient.

Ces mêmes auteurs suggèrent aussi que l'essence de la technologie n'est pas technologique, mais plutôt, source de pouvoir et de contrôle. Le pouvoir de rendre le corps mesurable, prédictible et contrôlable; un contrôle de la vie humaine (Almerud, et al., 2008). Pour cette raison, ces auteurs, tout comme Barnard et Gerber (1999) et Locsin et Purnell (2007) mentionnent que les appareils technologiques sont susceptibles d'engendrer une vision réductionniste de la personne traitée aux soins intensifs. En fait, une utilisation insouciante des appareils technologiques ainsi que l'adoption d'une attitude *technocentrée* chez les infirmières peuvent à leur avis, rendre la profession trop technique et faire des techniciennes avec les infirmières tout comme Nagle (1999) en faisait l'énoncé précédemment. Enfin, ils croient que le problème n'est pas d'être trop centré sur les appareils technologiques, mais bien de se détourner du patient alors qu'il devrait être le centre d'intérêt. La prochaine section explore ce déplacement du centre d'intérêt.

Divergence du centre d'intérêt

Afin de documenter cette tendance à s'éloigner du patient, voici une recherche herméneutique menée en Jordanie par Alasad et Ahmad (2005) au sujet des problèmes de communication chez les patients aux soins intensifs. Les participantes possédant de cinq à 20 années d'expérience (n=inconnu), ont révélé qu'elles avaient tendance à oublier de communiquer avec le patient lorsque celui-ci était sous l'effet des sédatifs ou inconscient, et ce, malgré qu'elles accordent de l'importance à la communication. De même, certaines expliquent qu'elles préfèrent prendre soin d'un patient dans un état d'inconscience, car c'est moins exigeant que l'établissement d'une relation soignant-soigné. Elles précisent que les moments d'éveil des patients aux soins intensifs se caractérisent principalement par de l'agitation et de la confusion ce qui nuit à la réalisation de leurs tâches, car elles doivent prendre du temps pour tenter de les comprendre et répondre à leurs besoins (Alasad & Ahmad, 2005). Bien que cette étude a été réalisée dans un contexte jordanien, il importe de souligner que les auteurs concluent à l'importance de mettre l'accent sur la communication lors de la formation académique ou pratique chez les infirmières appelées à œuvrer dans des unités de soins intensifs.

L'étude de type herméneutique réalisée par Walter (1994) dans le but de décrire l'expérience vécue de la pratique du soin infirmier dans un contexte d'environnement technologique, va dans le même sens. Les infirmières participantes (n=8) qualifiées par l'auteur, de « clinical nurse specialist », ont exprimé que le principal défi dans leur pratique était de garder l'emphase sur la personne et simultanément être capable d'assurer la manipulation des appareils technologique qui entourent le patient. Cependant, les participantes apportent un argument fort intéressant voulant que ce soit avec l'empathie que l'on parvienne à personnaliser l'expérience vécue par le patient, réussir à prendre part à son expérience et ainsi, éviter une dépersonnalisation et une déshumanisation des soins. De même, ces infirmières précisent que le développement d'une relation basée sur le *caring* avec le patient est d'arriver à le connaître en tant que personne et que ce processus peut être rendu possible par le biais des informations qu'apportent la famille et les amis. Les proches sont estimés comme la voix du patient, le pont entre la personne et l'infirmière et peuvent apporter un sens aux soins du patient.

Tout comme Walter (1994), d'autres auteurs (Almerud, et al., 2008; Barnard & Gerber, 1999; Locsin & Purnell, 2007), évoquent que l'environnement technologique des soins intensifs a le potentiel de réduire l'importance de l'expérience vécue en mettant en évidence la dimension objective du patient. Un engagement avec la famille et les relations de la personne, aide à rendre la technologie transparente et facilite l'appréciation de l'expérience vécue du patient. Il s'agit là d'un argument qui semble important pour Walter (1994) car elle croit que mettre l'emphase sur la maîtrise des appareils technologiques et la performance de procédures sont susceptibles d'amener les infirmières à un désengagement des aspects humanistes des soins au patient.

Selon elle, le concept du focus qui consiste en la capacité de mettre l'emphase sur la personne, rappelle l'une des valeurs fondamentales de la discipline infirmière qui considère que la personne, *l'être-dans-le-monde* est le centre d'intérêt de la discipline (Walter, 1994). Conséquemment, elle suggère de revoir si les infirmières, dans un contexte de soins hautement technologique sont encore à même de mettre l'emphase sur la personne et d'arriver à le concevoir comme un *être-dans-le-monde*. En l'occurrence, la notion Heideggerienne de *l'être-au-monde (le dessein),* se veut une conception philosophique et ontologique de l'être humain qui a aussi inspiré Watson (2008). Il est ici représenté comme un tout indissociable, constitué de l'ensemble des comportements qui témoignent de sa façon d'exister dans le monde soient, les liens qu'il entretient avec le monde environnant, avec autrui et avec lui-même (Lamarre, 2004).

Au terme de cette section, il apparaît que l'introduction d'appareils technologiques dans la pratique des soins infirmiers contribue à une instrumentalisation, l'induction d'une ontologie réductionniste du patient et conséquemment à sa déshumanisation. La plupart des études ont été réalisées auprès d'infirmières d'expérience, or certains auteurs se questionnent sur l'attitude d'infirmières nouvellement diplômées travaillant dans ces mêmes circonstances.

L'expérience vécue des patients

Jusqu'à maintenant, les dimensions « soins infirmiers » et l'implication des appareils technologiques de soins ont été principalement explorées, mais quand est-il de la perspective des patients; de ceux qui subissent ces traitements? Seront présentés dans cette section, des recherches réalisées dans l'optique d'explorer le vécu des patients qui ont été hospitalisés dans des unités de soins intensifs et qui mettent en évidence l'importance du « prendre soin humaniste ». Le premier thème portera sur l'expérience de subir les appareils technologiques et dans un deuxième temps sera abordée la perception des patients en regard de l'attitude des infirmières.

L'expérience des appareils technologiques

Granberg, Engberg et Lundberg (1998) ont réalisé une recherche selon une approche herméneutique en ayant pour aspiration d'explorer en profondeur les expériences et les souvenirs des patients qui ont été hospitalisés aux soins intensifs (n=19). Malgré les effets des sédatifs et différents degrés d'état de conscience, ceux-ci se souviennent d'avoir vécu des expériences de crainte, de peur et de vulnérabilité. Ils racontent aussi, avoir été très sensibles à l'attitude et aux comportements du personnel. Les participants attestent que les infirmières parviennent à instaurer des sentiments de sécurité et de calme lorsqu'une relation de confiance ou de *caring* est établie (Granberg, et al., 1998).

Sous un même regard, Almerud, Alapack, Fridlund et Ekebergh (2007), sont les auteurs d'une recherche s'inscrivant dans une unité de soins intensifs en Suède. Ces derniers désiraient découvrir l'expérience vécue des patients de cette unité (n=9) ainsi qu'explorer leurs perceptions en regard des traitements reçus. Le vécu de ces patients est empreint de la perception de transformation de leur propre corps en tant qu'appareil technologique. Dans cette perspective, ils avaient l'impression d'être constamment « *monitorisés* », surveillés et observés. Confinés à un statut d'objet, ils se sont sentis devenir invisibles en tant que personnes. À ce sujet, les auteurs suggèrent que si l'emphase est portée vers les appareils technologiques dont dépend le patient, l'infirmière adoptera une perspective instrumentale qui peut rendre la personne invisible.

Le vécu des patients relativement à l'attitude des infirmières

Jusqu'à présent, les auteurs précédemment mentionnés (Almerud, et al., 2007; Granberg, et al., 1998) ont mis en évidence que les patients se sentent négligés et dépersonnalisés, mais que paradoxalement, l'attitude des infirmières à leur égard pouvait faire une différence. À cet effet, des constats semblables ont été soulevés dans une recherche herméneutique menée par Karlsson et Forsberg (2008) dont le but était d'explorer l'expérience vécue de patients (n=8) tenus éveillés au cours de la période où ils étaient sous ventilation mécanique aux soins intensifs. Dans ces moments, les patients se rappellent l'importance d'avoir quelqu'un à leur côté, une présence rassurante. En l'occurrence, être seul, c'est se retrouver avec ses craintes, ses appréhensions, sa douleur. De surcroît, les participants se remémorent l'attitude de certaines infirmières principalement préoccupées par la réalisation de leurs tâches, instaurant un sentiment d'humiliation chez les patients, l'impression d'être un objet. D'ailleurs, dans cette étude, l'humiliation se dégage comme un souvenir marquant, clair et distinct chez la plupart des participants, en réaction à une attitude qu'ils qualifient de négligente par les infirmières (Karlsson & Forsberg, 2008).

De même, l'étude de Hofhuis, Spronk, van Stel, Schrijvers, Rommes et Bakker (2008), selon un devis phénoménologique, explore les perceptions des patients en regard des soins infirmiers reçus à l'unité des soins intensifs (n=11). Les patients ont exprimé l'importance d'être placés au centre des soins et par conséquent être perçus comme un être humain à part entière par les infirmières (Hofhuis, et al., 2008). Entre autres, ils ont fait part que les infirmières peuvent leur procurer du réconfort, un sentiment de sécurité et favoriser le sentiment d'être considéré comme un être humain. Ainsi, il est manifeste que l'attitude, l'approche et la façon dont les soins sont donnés par les infirmières semblent avoir des répercussions sur le ressenti des patients.

À la lumière de ces constats, il semble que le patient de soins intensifs est envahi de dépendance et de vulnérabilité. Bien que l'application des appareils technologiques sur le patient soit inconfortable et qu'elle modifie la perception qu'il a de son corps, il apparaît que c'est l'attitude des infirmières à son égard qui donne lieu à diverses répercussions. Le fait de mettre l'emphase sur les appareils technologiques, de se centrer sur les tâches à accomplir, renvoie au patient l'image qu'il est oublié, négligé et amoindri.

Compte tenu des écrits scientifiques présentés jusqu'à maintenant, il apparaît que les unités où les appareils technologiques sont omniprésents, telles les unités de soins intensifs, sont susceptibles d'engendrer une déshumanisation des soins. Ce phénomène serait-il d'autant plus accentué en raison des contextes de pratique moderne dans lesquels les infirmières exercent, et ce, malgré qu'elles aient de l'expérience clinique? En effet, ceux-ci semblent minés par la pénurie en personnel infirmier et les climats de travail qui se détériorent. La section suivante jette un regard sur les contextes de pratiques modernes où les infirmières exercent leur profession.

Contextes de pratiques modernes

Tel qu'avancé dans la problématisation, il s'avère que plusieurs pays, dont le Canada, vivent une pénurie de leur personnel infirmier (AIIC, 2002). Au cours des années à venir, il est également prévu un départ à la retraite de près de 15 000 infirmières qui, vraisemblablement, accentuera le phénomène de déficit qui affecte déjà sévèrement le système sanitaire québécois (Desrosiers, 2009). En effet, dans les hôpitaux, les répercussions sont tangibles : les environnements de travail deviennent malsains, les infirmières sont épuisées et d'autres quittent la profession (Kelly & Ahern, 2009; Peter et al., 2004). Conséquemment, émerge un phénomène d'attrition infirmière, sujet dont différents chercheurs ont tenté d'en comprendre les motivations et d'explorer par le fait même, le vécu des infirmières au sein des contextes de pratique moderne.

À ce sujet, France et Tinsley, (2004) selon une approche herméneutique, ont exploré les raisons incitant les infirmières à quitter précocement la profession. Les auteurs ont rencontré cinq infirmières possédant entre 12 et 23 années d'expérience et parmi lesquelles, quatre étaient en soins critiques. Malgré une passion pour la pratique infirmière, les participantes ont exprimé un vécu empreint de souffrance, de colère et du sentiment d'avoir été détruites et atteintes dans leur intégrité à leur début en tant qu'infirmières licenciées. Les participantes appuient leurs arguments par l'expression voulant que les soins infirmiers soient reconnus pour «eating their young» (Tinsley & France, 2004).

Dans un même ordre d'idées, Peter, Macfarlane et O'Brien-Pallas (2004) ont divulgué les résultats d'une étude pancanadienne portant sur le moral dans les environnements de travail des infirmières. Les données ont été recueillies dans le cadre de groupes focalisés et ont permis de mettre en lumière l'oppression qui semble sévir dans les hôpitaux en raison de l'impuissance, l'exploitation, la marginalisation et la violence physique et interpersonnelle dont les participantes disent se sentir victimes. Elles font aussi mention d'être surchargées par les responsabilités auxquelles elles sont confrontées, en raison de la sévérité des cas, des traitements complexes et des demandes des familles. Toutes ces réquisitions sont, selon elles, incompatibles avec le temps, l'énergie et les ressources disponibles. Elles croient aussi que la discipline infirmière tend à devenir une profession technique, axée sur l'exécution de tâches plutôt qu'être une profession où l'essence est le *caring*.

Les infirmières nouvellement diplômées dans les contextes de pratique moderne

D'autres chercheurs se sont penchés sur le vécu plus spécifiquement des infirmières nouvellement diplômées. Parmi ceux-ci, Bowles et Candela (2008) ont réalisé un sondage auprès de 352 infirmières nouvellement graduées du Nevada afin de connaître leurs perceptions à l'égard de leur premier emploi. Plus de la moitié de l'échantillon avait quitté leur premier emploi en raison du stress vécu, la gravité des cas, les ratios infirmière-patients trop élevés et l'impression que les soins aux patients ne sont pas donnés de façon sécuritaire.

Dans un même ordre d'idées, Kelly et Ahern (2008) ont aussi mené une étude semblable, mais cette fois en Australie selon un devis phénoménologique dans le but d'explorer le vécu des nouvelles infirmières au cours de leur cheminement professionnel (n=13). Celles-ci ont avancé qu'elles ne se trouvaient pas suffisamment bien préparées en regard des responsabilités de leur rôle et à ce qu'elles qualifient du « monde des soins infirmiers », expression attribuée à la culture, le langage et les comportements propres aux infirmières. Dans ce contexte réel de pratique contrastant avec celui des études, elles disent avoir été victimes de jeux de pouvoir et d'humiliation exercés par certaines infirmières détenant plus d'expérience. S'ajoutant, une désillusion quant à leur rôle auprès des patients en lien avec le peu de temps disponible pour les écouter, leur prodiguer de l'enseignement et à simplement les aider. Elles expérimentent alors un désenchantement qui amène certaines de ces participantes à se questionner sur leur avenir dans cette profession (Kelly & Ahern, 2008).

Dans ces circonstances, il apparaît qu'un écart se dessine entre les notions théoriques, les valeurs acquises en formation et la réalité des milieux de pratique. Cette tendance a été mise en évidence par Henderson (2002) dans une théorisation ancrée portant sur les difficultés des nouvelles infirmières (n=33) issues de différents milieux de pratique en Australie. Au terme de cette recherche, l'auteure présente l'émergence d'un décalage entre les notions théoriques humanistes apprises dans le cadre de la formation des infirmières versus la pratique infirmière préconisée dans le monde actuel de la pratique. Également, cet écart entre la théorie et la pratique est aussi corroboré par Duchscher & Cowin (2004) dans un écrit théorique. Ces auteurs situent une divergence entre la culture qui est transmise par l'éducation et celle qui existe dans le monde actuel de la pratique moderne des soins infirmiers. Selon eux, la brisure qui s'ensuit est susceptible d'engendrer stress, sentiment d'isolation, vulnérabilité et incertitude.

D'autant plus que les nouvelles infirmières semblent vivre régulièrement des expériences de stress. C'est ce que propose Duchscher (2008) par la suite dans le cadre une étude théorique basée sur sa précédente recherche (Duchscher & Cowin, 2004); les infirmières nouvellement diplômées, travaillant dans des unités de soins généraux, sont stressées « *absolument pour tout* ». L'auteure explique que pour ces nouvelles infirmières, le fait d'effectuer des procédures avec lesquelles elles ont peu ou pas d'expérience cause beaucoup d'anxiété, de même lorsqu'elles doivent prendre soin d'un patient instable ou encore de répondre aux nombreuses demandes des familles.

Dans un même ordre d'idées, Maben, Latter et Clark (2007) ont mené une recherche qualitative selon un devis longitudinal auprès d'étudiantes infirmières au terme de leur formation (n=72) en Angleterre, afin d'établir les valeurs et les idéaux en regard de leur pratique. Par la suite, ils ont réalisé des entrevues auprès de 26 de ces participants pour une exploration plus en profondeur, et ce selon un continuum de temps. Selon ces chercheurs, les INDs sont engagées dans des valeurs humanistes propres à la discipline infirmière, mais que ces prémisses se retrouvent minées par des facteurs organisationnels et professionnels de la réalité des milieux sanitaires. Parmi ces facteurs, les auteurs ont fait état de l'obligation à s'astreindre à des règles non formelles, qualifiées d'implicites et auxquelles sont soumises les INDs. Ces règles induisent une obligation à la performance de soins presque exclusivement techniques et de préférence, à ceux d'aspect psychologique. De plus, ces règles sous-tendent que les INDs ne doivent pas tenter de changer les pratiques, au contraire, elles sont tenues de les intégrer et de s'y conformer pour être éventuellement acceptées par l'équipe de travail.

En somme, un décalage est présenté entre les notions théoriques humanistes apprises lors de la formation infirmière et la réalité des milieux de pratique. Conséquemment, les nouvelles infirmières expérimentent une désillusion et un début de carrière difficile et anxiogène et ce, au sein d'unités de soins dits « généraux ». La section suivante présente divers arguments sur la présence d'infirmières nouvellement diplômées dans les unités de soins intensifs.

Les infirmières nouvellement diplômées dans les unités de soins intensifs

Tout d'abord, Little (2000) a réalisé une étude auprès de dix infirmières ayant terminé un programme de spécialisation en soins intensifs, afin d'explorer la signification de leur apprentissage. À l'issu des rencontres, il apparaît que les compétences technologiques sont essentielles au développement d'une expertise d'infirmière aux soins intensifs. Conséquemment, selon Little (2000) et corroboré par Kiekkas et al. (2006) et McGrath (2008), l'inhabilité à travailler en harmonie avec les différents appareils technologiques peut faire obstacle à une pratique efficace et significative et représente une source considérable d'anxiété pour les infirmières. De même, Little (2000) relate les propos de certaines participantes voulant qu'à leur arrivée dans les chambres, leur regard se braquait uniquement sur les instruments, câbles et appareils déployés, omettant de regarder le patient.

Quoi qu'il en soit, Locsin (2001) rappelle que cette maîtrise des appareils technologiques est essentielle pour réussir à établir un équilibre entre la dimension technologique de la profession et l'approche holistique, ce qui a aussi été corroboré par McGrath (2008). Les compétences technologiques et le savoir propre à l'interprétation des données fournies par les appareils s'acquièrent par des formations spécifiques et des années d'expérience. Or, au cours de cette période, les infirmières situent l'emphase de leur pratique sur la manipulation des machines plutôt que sur le patient, omettant une dimension importante de leur pratique infirmière. D'un avis semblable, Crocker et Timmons (2009), ont mis en évidence que les novices avaient la perception que le rôle d'infirmière se limitait à du monitorage et à l'enregistrement de données, omettant de mentionner la dimension humaine du soin. Dans ces circonstances, certains auteurs (Alasad, 2002; Crocker & Timmons, 2009; Kiekkas, et al., 2006; Locsin & Purnell, 2007) présument que ces nouvelles infirmières adoptent une pratique technocentrée qui les éloigne du patient et qui conséquemment, peut contribuer à une déshumanisation des soins.

Cependant, des points positifs à l'intégration précoce des INDs sont soulevés dans une recherche descriptive de Muldowney et Mckee (2011), réalisée en Irlande auprès d'infirmières diplômées depuis moins de deux ans et œuvrant aux soins intensifs (n=64). Les chercheurs ont utilisé un sondage ($\propto$ Cronbach 0,77) dans le but de décrire comment de nouvelles infirmières de soins intensifs perçoivent leur milieu d'apprentissage et les facteurs qui influencent ces perceptions. Parmi ces participantes, 75 % trouvent que les unités de soins intensifs constituent de « bons » milieux d'apprentissage en raison de la possibilité de poser des questions, d'obtenir des réponses et d'avoir des relations de qualité avec l'équipe. De même, ces auteurs expliquent que le fait de trouver qu'un milieu favorise les apprentissages, cela engendre une diminution de l'anxiété, facilite le développement de nouvelles compétences et augmente la motivation et la satisfaction au travail.

À l'issue de cette section, il apparaît que la pénurie d'infirmières et la surcharge de travail sont des réalités garantes de la création d'un milieu de travail malsain qui apparaissent aussi comme étant hostiles à l'arrivée des infirmières nouvellement graduées (Candela & Bowles, 2008; Kelly & Ahern, 2009; Peter, et al., 2004; Tinsley & France, 2004). De même, considérant qu'elles sont susceptibles, par leur peu d'expérience clinique, à mettre l'emphase sur les appareils technologiques et sur le développement de compétences techniques au détriment d'une approche humaniste, il y a lieu de se questionner sur leur présence dans des contextes où cette approche est honorée. En effet, plusieurs recherches et écrits mis de l'avant dans cette recension ont justement avancé le risque d'adopter une approche de soin réductionniste et *technocentrée,* précipitant à une déshumanisation lorsque ces conditions sont réunies. Mais malgré tout ces constats, il demeure que certains hôpitaux proposent comme stratégie d'intégrer des infirmières nouvellement diplômées dans les unités de soins intensifs.

Enfin, plusieurs études réalisées auprès d'INDs en milieu de soins intensifs ont étudié la transition du rôle d'infirmière professionnelle en mettant l'emphase sur les difficultés rencontrées (Duchscher, 2008; Dyess & Sherman, 2009; Ellerton & Gregor, 2003; Fink, Krugman, Casey, & Goode, 2008; Halfer & Graf, 2006; Maben, Latter, & Clark, 2006; Morrow, 2009; Pellico, Brewer, & Kovner, 2009). Mais à notre connaissance, peu d'écrits explorent leur expérience de « prendre soin » dans un contexte où l'on utilise des appareils technologiques. De surcroît, les études publiées jusqu'à présent se situent pour la plupart dans des contextes étrangers, par exemple en Australie, en Angleterre ou aux États-Unis.

Ainsi, l'objet de cette recherche portera sur cette expérience du « prendre soin » d'un patient qui est traité dans une unité de soins intensifs où le recours aux appareils technologiques fait partie intégrante de la pratique infirmière, chez des infirmières qui sont nouvellement diplômées. Conséquemment, le chapitre suivant décrit la méthode utilisée soit la phénoménologie, le déroulement de l'étude et les différentes étapes de l'analyse des données dans le but de répondre à ce questionnement.

Méthode

Afin de choisir la méthode de recherche à privilégier, l'étudiante chercheuse doit tenir compte de sa question de recherche (Streubert Speziale & Rinaldi Carpenter, 2007). Étant donné que cette étude a pour but de décrire l'expérience vécue d'un phénomène d'intérêt en l'occurrence, le « prendre soin » chez les infirmières nouvellement diplômées, il est recommandé d'utiliser un devis de recherche de type phénoménologique descriptif (LoBiondo-Wood & Haber, 2005). De même, la théoricienne Jean Watson (1988) encourage la recherche visant la compréhension du vécu de l'individu à l'aide de cette méthode et particulièrement celle suggérée par Giorgi, inspirée de Husserl et Merleau-Ponty.

Ainsi, le présent chapitre présente tout d'abord la phénoménologie en tant que méthode de recherche et de façon plus spécifique, selon l'approche de Giorgi (1997, 2009). Par la suite, le milieu, la population cible, l'échantillon, les critères d'inclusion, le déroulement de l'étude sont élaborés. Une dernière section est consacrée à la description des étapes de l'analyse des résultats selon la démarche de Giorgi. Enfin, ce chapitre se termine avec une section sur les considérations éthiques et la rigueur scientifique.

La recherche phénoménologique

La phénoménologie est décrite comme étant l'étude des essences, la science du phénomène et l'exploration de l'expérience humaine (Giorgi, 2009; Racher & Robinson, 2003). Dépeinte comme une approche inductive et descriptive, elle met l'emphase sur la subjectivité (Racher et Robinson, 2003). C'est une méthode empirique scientifique qui offre une alternative aux méthodes traditionnelles en s'intéressant au sens que l'être humain accorde à l'expérience vécue (Munhall, 2007; Parse, 2001). Dans cette optique, chaque individu fait l'expérience de sa réalité et c'est à partir de celle-ci qu'il attribue une description aux phénomènes vécus. La phénoménologie donne une voix à ce que vit la personne en tant qu'être humain, en tant qu'être qui vit dans un monde à un moment, un lieu et un temps donné. Étant une méthode philosophique de recherche, la phénoménologie se consacre à mettre en valeur l'intention de comprendre l'expérience de la personne, ce qui lui arrive et le sens qu'elle accorde à l'évènement (Munhall, 2007; Parse, 2001). Il ne s'agit pas de « caractériser » un phénomène, mais bien de mettre en lumière la façon dont l'individu le vit (Munhall, 1994).

Dans ces conditions, la nature du phénomène étudié dans le cadre de ce mémoire et la question de recherche requièrent un devis de type qualitatif descriptif. Ainsi, la méthode phénoménologique husserlienne selon Giorgi (1997, 2009) apparaît comme la plus cohérente avec l'intention de ce projet.

La méthode phénoménologique de Giorgi (1997, 2009)

Au premier abord, Giorgi (2009) mentionne que la phénoménologie est axée sur la compréhension d'un phénomène, et à ce titre, elle peut s'accommoder de l'exploration d'un objet qui s'avère immatériel tout autant qu'un objet empirique. Giorgi (2009) rappelle qu'un objet est réel lorsqu'il existe dans un temps et un lieu donné et qu'il est conséquence d'une causalité. Mais qu'en est-il si l'objet est immatériel, mais bel et bien vécu par la personne, par exemple, une idée, un rêve, des souvenirs? Bien que ces concepts sont abstraits, et dépourvus de corporalité, il n'en demeure pas moins qu'ils sont expérimentés et résident dans la conscience de la personne.

Giorgi (1997, 2009; Parse, 2001) s'est notamment inspiré de Husserl qui décrit la phénoménologie comme une découverte de la *vraie* essence de l'expérience vécue. Ainsi, elle représente le *retour* au monde vécu, le monde de l'expérience et à la chose phénoménologique elle-même (Sadala & Adorno, 2002). Pour Giorgi, le noyau de la phénoménologie constitue l'intentionnalité de la conscience qui doit être comprise comme étant une conscience (sujet) orientée vers une compréhension et une ouverture au monde (objets) (Sadala & Adorno, 2002). Lorsqu'on est conscient de quelque chose, on lui donne un sens, c'est pourquoi la phénoménologie s'intéresse à décrire ce qu'est l'objet de la conscience (Giorgi, 2009).

Giorgi (1997, 2009; Meyor, 2004) évoque le principe de l'intentionnalité selon lequel l'objet est une « visée » de la conscience. Tout d'abord saisi en tant qu'objet extérieur à la conscience de la personne, il sera « intentionnalisé », devenant considéré comme « l'objet en soi ». Ainsi se constitue le phénomène, conception issue de l'objet, la visée intentionnelle et la conscience de la personne (Meyor, 2005). Par la découverte du sens fondamental du phénomène à l'étude et de ses caractéristiques essentielles, le chercheur sera en mesure d'en définir l'essence.

Pour réaliser ce processus de recherche, Husserl propose de réaliser « *l'époché* » ou le « *bracketing* » (Giorgi, 2009). Cette approche consiste à mettre en veille ou en suspens les idées préconçues, les convictions, les jugements et les attitudes afin de ne pas biaiser l'essence du phénomène à l'étude (Giorgi, 2009; Parse, 2001). Giorgi (2009) suggère que cette façon de faire favorise une attitude naturelle, voire l'adoption d'une perspective naïve de l'expérience vécue dont le chercheur doit se prévaloir afin d'explorer le phénomène. Car selon lui, les expériences passées peuvent diminuer l'expérience vécue actuelle (Giorgi, 2009). Cette perspective du chercheur, lui permet de réaliser la réduction phénoménologique qui consiste à réduire l'objet de l'expérience à ce qu'il est - son essence - sans l'empreinte de tout ce qui est intentionnellement relié à la conscience du phénomène (Giorgi, 2009).

De même, il présente la méthode de variation libre et imaginaire utilisée afin de clarifier la structure de l'expérience dans le but d'en dévoiler l'essence (Giorgi, 2009, 1997). Dans cette entreprise intellectuelle empirique, lorsque le chercheur a déterminé ce qui est essentiel dans la structure de l'objet, il permute, fait varier, interchange et oppose des données et des descriptions de façon imaginative et intuitive. La finalité de ce processus étant de parvenir à une expression définitive de l'essence du phénomène.

Le devis de recherche

Le milieu

Dans l'ensemble, les infirmières participantes à cette étude travaillent dans des unités de soins intensifs au sein de cinq hôpitaux différents principalement situés dans la région montréalaise. Le détail des caractéristiques de ces milieux est présenté dans le tableau numéro trois dans la section « présentation des résultats ».

L'échantillon

Tout d'abord, il est convenu que les participantes sont recrutées selon une méthode non probabiliste de convenance. Cette façon offre l'assurance que les participantes souhaitent discuter de leur expérience et qu'elles sont par conséquent, en mesure d'apporter un discours riche en informations. Compte tenu, qu'en recherche qualitative, la collecte des données se poursuit jusqu'à saturation des données, soit jusqu'au moment où il y a redondance des informations, il n'y avait pas de nombre prédéterminé de participantes. L'étudiante chercheuse a poursuivi ses entrevues jusqu'à ce qu'il n'y ait plus de nouveaux thèmes (Polit, Loiselle, Tatano Beck, & Profetto-McGrath, 2007).

Plusieurs raisons expliquent le choix de constituer l'échantillon avec des infirmières possédant moins d'un an d'expérience. Tout d'abord, l'étudiante chercheuse est au fait, par ses années de pratiques aux soins intensifs et son rôle de chargée de cours en soins critiques, qu'à la fin de leurs études, les candidates à l'exercice de la profession (CEPI) qui désirent aller aux soins intensifs devront prendre part à un programme d'intégration d'une durée variant d'un à six mois selon le centre hospitalier. Au cours de cette période, en plus de recevoir de la formation théorique, les CEPIs sont jumelées avec des infirmières licenciées. Cette période concorde aussi avec la réalisation de l'examen de l'OIIQ leur permettant de devenir infirmières licenciées et la réussite si c'est le cas, de leur intégration à l'unité des soins intensifs. Ainsi, il faut attendre la fin de cette période afin de s'assurer que les participantes soient bien en place aux soins intensifs plutôt qu'être en situation d'intégration et d'accompagnement. Passé cette échéance, elles ont la chance d'avoir vécu plusieurs expériences de « prendre soin » d'un patient traité aux soins intensifs de façon autonome et d'être plus à même de le décrire.

De même, cette période de moins d'un an, se situe à mi chemin entre le stade de « débutante » et de « compétente » tels qu'établi dans les travaux de Benner (1995) sur le développement des stades de compétences. Ainsi, les infirmières débutantes sont encore en apprentissage, même si elles font l'expérience de plusieurs situations réelles qui leur permet de se distancer progressivement des notions théoriques apprises en formation. Cependant, au cours de ce passage qu'est la première année, plusieurs études ont mis en évidence qu'elles doutent de leurs compétences, qu'elles sont très anxieuses et qu'elles expérimentent un certain « choc » entre la théorie et la réalité (Casey, Fink, Krugman, & Propst, 2004; Duchscher & Cowin, 2004; Wangensteen, Johansson, & Nordstrom, 2008). Une réalité à laquelle elles se disent insuffisamment préparées. Au terme de cette première année, elles reprendront confiance et se forgeront leur identité d'infirmière professionnelle (Halfer & Graf, 2006; Lindberg, 2007). Ainsi, il s'agit d'une étape névralgique où les INDs sont vulnérables mais qui est aussi déterminante pour leur pratique future. En l'occurrence, il apparaît important d'explorer ce moment, en lien avec le phénomène à l'étude qu'est le « prendre soin » dans un contexte de soins intensifs, et par le fait même, de combler un vide présent dans la littérature.

Les critères d'inclusion

Les participantes répondent aux critères d'inclusion suivants :
- Être infirmière nouvellement diplômée et posséder moins d'un an d'expérience
- S'exprimer en français
- Être employée du centre hospitalier où elle exerce sa pratique en soins intensifs.
- Travaille dans une unité de soins intensifs

Le recrutement des participantes

Suite à l'obtention du certificat d'éthique de l'Université du Québec en Outaouais, l'étudiante chercheuse prend contact avec un moniteur clinique responsable de la formation pour l'unité des soins intensifs d'un hôpital montréalais de sa connaissance. Cette personne sélectionne les participantes potentielles selon les critères d'inclusion de la recherche : des infirmières graduées depuis moins d'un an, qui travaillent aux soins intensifs et qui sont employées du centre hospitalier où elle exerce dans l'unité des soins intensifs. Ainsi, avec l'accord des personnes sélectionnées, le moniteur clinique remet les noms à l'étudiante chercheuse.

Au début de cette étude, l'étudiante chercheuse prévoyait recruter uniquement au sein d'un même hôpital de la région montréalaise. Cependant, dans l'unité de soins intensifs où elle recrute dans un premier temps, les CEPI (candidates à l'exercice de la profession infirmière) sont admises dans un programme d'intégration unique en son genre et conséquemment susceptible de restreindre la variété des données. En fait, elle croit possible que ce programme où l'encadrement est omniprésent comparativement à ce qui est offert dans d'autres unités de soins intensifs puisse influencer la perspective des participantes. De plus, dans un souci d'obtenir une diversité des expériences (Polit, et al., 2007), elle décide en cours de processus d'élargir le territoire du recrutement et de rencontrer des infirmières issues de différents centres hospitaliers. Par la suite, l'étudiante chercheuse opte pour la méthode d'échantillonnage cumulatif « boule de neige », qui permet entre autres d'accéder à des groupes de personnes difficiles à rejoindre (Loiselle, Profetto-McGrath, 2007). En accord avec cette démarche, l'étudiante chercheuse demande aux participantes rencontrées de communiquer ses coordonnées à des personnes répondant aux critères d'inclusion.

Le déroulement de l'étude

Tout d'abord, précédemment aux entretiens, l'étudiante chercheuse réalise l'*épochè* afin d'explorer ses propres valeurs, idées préconçues, connaissances, jugements et expériences personnelles du phénomène à l'étude. De même, un journal de bord est tenu, au sein duquel elle écrit ses impressions relativement au phénomène, suite aux entrevues, lors de l'analyse et durant le processus de rédaction. Cependant, ce journal n'a pas été analysé dans le cadre de cette recherche.

Par la suite, ayant communiqué avec le moniteur clinique, l'étudiante chercheuse obtient les coordonnées de sept candidates potentielles à la recherche. Les entrevues se réalisent avec quatre d'entre elles : une ne s'est pas présentée au rendez-vous et l'autre n'a pas retourné l'appel. Les cinq autres participantes ont été recommandées par les personnes rencontrées en entrevue en accord avec la méthode l'échantillonnage cumulatif (boule de neige), pour un total de neuf participantes.

Lorsqu'elle entre en communication avec les participantes potentielles, l'étudiante chercheuse leur explique le but de la recherche, la méthode de collecte de données. Les personnes intéressées sont invitées à planifier une rencontre afin de recevoir le document de consentement, et ce, à leur convenance. Ainsi, dans le cadre de cette recherche, les participantes sont rencontrées, à leur demande, dans leur milieu de travail, avant ou après leur quart de travail selon le cas.

Préalablement à l'entrevue, il est proposé aux participantes de rédiger un journal de bord basé sur une période de trois quarts de travail afin de faire avancer leur réflexion. Il s'agit d'un outil flexible, facultatif, qui se veut un exercice personnel et qui ne sera pas analysé dans le cadre de ce mémoire, ce dont les participantes sont avisées. Ce journal fait office de toile de fond (d'exécutoire) où les participantes expriment leurs impressions, leurs vécus et expériences de prendre soin d'un patient dont l'état de santé physique nécessite des appareils technologiques pour assurer sa survie. Lors des rendez-vous, trois participantes ont en leur possession leur « journal de bord » rédigé préalablement. Les autres mentionnent avoir oublié de le réaliser ou de l'apporter.

Aussi, lors de la rencontre, les participantes reçoivent et lisent le document de consentement contenant les informations relativement au but de la recherche, les risques et les modalités. Une fois ces renseignements bien compris, les participantes signent le formulaire de consentement attestant leur participation à cette étude (Appendice B). Les entrevues sont réalisées à la suite de la signature du consentement, et ce, à la demande des participantes, car celles-ci préféraient combiner les deux rencontres (lecture du consentement et entrevue). Les journaux de bord, rédigés de façon anonyme, servent en guise d'aide-mémoire au cours de l'entrevue et sont remis à l'étudiante chercheuse au terme de la rencontre.

L'analyse des données

La méthode d'analyse utilisée est celle développée par Giorgi (1997, 2009) selon les cinq étapes suivantes : 1) la collecte de données, 2) la lecture globale des données avant leur analyse, 3) la division des données en unités de signification, 4) l'organisation et l'énonciation des données brutes dans le langage de la discipline et 5) la synthèse des résultats.

La collecte de données

Comme mentionnée par Giorgi (2009), la collecte de données permet de recueillir une description complète et détaillée de l'expérience vécue du phénomène. Dans cet objectif, sont réalisées des entrevues sous forme de conversation où les participantes ont l'occasion, la liberté et le temps d'élaborer sur leur expérience du « *prendre soin* » d'un patient aux soins intensifs. Ces entretiens ont été d'une durée située entre 22 minutes et 65 minutes et ont tous été captés à l'aide d'un enregistreur numérique. Puis, comme le suggère Giorgi (2009), ceux-ci sont retranscrits sous forme de verbatims afin de procéder à leur analyse.

Pour effectuer ces entrevues semi-structurées, un guide de questions a été préalablement testé en entrevue pilote afin de clarifier la formulation et le choix des questions. Celui-ci fournit une structure à la réalisation de l'entretien, car il contient les principales questions permettant d'assurer des points de référence pour l'étudiante chercheuse (Appendice A). Inspirée par les grands thèmes de la recension, l'élaboration des questions a été réalisée de façon à cerner les éléments permettant de décrire l'essence du phénomène à l'étude, soit la description du prendre soin d'un patient hospitalisé aux soins intensifs.

Plus spécifiquement, la première question « Décrivez le parcours qui a fait de vous une infirmière de soins intensifs » permet de souligner le type de formation suivi par la participante, l'expérience acquise de même qu'explorer les raisons pour lesquelles elle travaille dans le milieu des soins intensifs. La deuxième question vise à explorer l'expérience de pratique en tant qu'infirmière aux soins intensifs, de quelle façon elle décrit l'exercice de ce rôle, comment elle le perçoit et ce qu'il englobe. Parallèlement, cette question permet d'amorcer une réflexion quant à la perception de son propre rôle comme professionnel dans le milieu des soins intensifs. La troisième question concerne l'expérience du contexte de soins intensifs. Ainsi, l'étudiante chercheuse désire découvrir ce que les participantes éprouvent, connaître leur vécu d'être dans un environnement de soins intensifs. La quatrième question « Que signifie *prendre soin* d'un patient hospitalisé aux soins intensifs » tente de découvrir la signification du phénomène à l'étude telle que décrite par la participante. La cinquième question est en lien avec l'utilisation des technologies dans le soin infirmier du patient et permet d'explorer la perception de la participante relativement à l'approche technologique curative employée dans les USI. De même, cette question favorise une compréhension des répercussions des instruments technologiques dans la façon de décrire le soin infirmier au patient. Enfin, la dernière question est réalisée dans le but d'amener la participante à résumer en un mot, à la lumière des réflexions réalisées au cours de l'entrevue, la description de prendre soin d'un patient traité aux USI.

La lecture globale des données avant leur analyse

À cette étape, l'étudiante chercheuse fait face à une transcription de plusieurs descriptions d'un phénomène spécifique qu'elle lit en entier et de façon holistique. Il ne s'agit pas à cette étape de tenter d'interpréter, mais plutôt de dégager une description de l'expérience vécue du phénomène (Giorgi, 2009). Dans une attitude de réduction phénoménologique et d'une perspective psychologique, l'étudiante chercheuse demeure sensible à l'implication des données dans la description du phénomène. Dans la présente étude, elle retranscrit par elle-même l'ensemble des entrevues sous forme de *verbatims*, lui permettant de s'imprégner des propos des participantes. Par la suite, elle effectue plusieurs lectures afin d'en dégager un aperçu global, de mieux comprendre le langage des participantes et de mettre en lumière certaines notions pouvant être pertinentes dans l'analyse des données (Giorgi, 1997, 2009).

La division des données en unités de signification

Giorgi (2009) explique qu'étant donné la longueur des descriptions du phénomène, il est nécessaire de les diviser en sections ou en unités de façon à mettre en valeur les composantes de l'expérience vécue. Cependant, ce qu'il désigne comme étant des « *unités de significations* » doit être extrait selon la même perspective nécessaire à l'exploration du phénomène. Il s'agit, selon Giorgi (2009), d'un exercice spontané où aucun processus intellectuel n'est impliqué, car à cette étape, il ne s'agit pas d'interroger les unités.

Ainsi, après plusieurs lectures consécutives, l'étudiante chercheuse procède à l'identification des unités de signification. En cours de lecture des *verbatims*, elle fait une marque et identifie l'unité de signification à chaque fois qu'un nouvel élément ou un changement dans l'expérience vécue émerge. Ainsi ce processus d'analyse arrimé à plusieurs lectures consécutives permet d'identifier un total de 1139 unités de signification.

L'organisation et l'énonciation des données brutes dans le langage de la discipline

Ici, l'étudiante chercheuse réalise une description précise et minutieuse des caractéristiques de l'expérience vécue. Pour ce faire, elle explore chacune des unités de signification afin de découvrir comment les exprimer d'une façon plus satisfaisante, de les transformer en expérience concrète et en lien avec, dans ce cas-ci, la discipline infirmière. Giorgi (2009) souligne que les unités transformées forment la base de l'élaboration de la structure générale de l'expérience. Conséquemment, l'étudiante chercheuse s'applique à explorer, analyser chacune des unités de signification afin de les rendre plus précises et de mettre adéquatement en valeur la description de l'expérience vécue. Cette phase d'analyse permet de développer 17 sous-thèmes dans le langage de la discipline.

La synthèse des résultats

À cette étape, il importe de ramener les unités de signification à leur essence et les traduire selon le langage de la discipline infirmière. Une sélection s'effectue afin de départager les unités selon qu'elles sont en lien ou non avec le phénomène à l'étude. Le recours à la méthode libre et imaginaire favorise une « description de la structure essentielle de l'expérience vécue » telle que mentionnée par Giorgi (1997). Par la suite, on articule les sous-thèmes de façon à dégager une cohérence constituant les thèmes et contribuant à décrire la description du phénomène à l'étude.

À cette étape, l'étudiante chercheuse procède à une sélection afin de cibler les unités de signification en lien avec le phénomène à l'étude. En ayant recours à l'utilisation de la variation libre et imaginaire, elle tente de dégager une structure du phénomène à l'étude. De cette façon, en marge des pages de transcription d'entrevues, les sous-thèmes correspondants à chacune des unités de signification sont inscrits dans l'objectif de décrire dans la perspective de la discipline infirmière, la structure essentielle de la description du « prendre soin » d'un patient aux soins intensifs chez les infirmières nouvellement diplômées. Par la suite, les sous-thèmes sont organisés afin de les regrouper en thèmes permettant de former une structure cohérente à la description du phénomène à l'étude. Enfin, l'étudiante chercheuse effectue de nouveau une lecture des verbatims, revoit les unités de signification afin de s'assurer de l'immuabilité de la description du phénomène.

Les considérations éthiques

Cette étude a été acceptée par le comité d'éthique de l'Université du Québec en Outaouais (Appendice C). Lors du premier contact téléphonique, le but de la recherche, les méthodes de collecte de données, les risques encourus, les mesures de confidentialité et la possibilité de se retirer en tout temps de la présente étude sont expliqués aux participantes. Par la suite, l'étudiante chercheuse planifie une rencontre dans un lieu et un moment à la convenance de chacune dans le but de remettre le document de consentement. Dans le cadre de la première rencontre, il est prévu que les participantes prennent connaissance du document de consentement où elles retrouvent l'ensemble des informations nécessaires à un consentement libre, éclairé et continu. Au cours de ce rendez-vous, l'étudiante chercheuse veille à répondre aux interrogations des participantes et s'assure de leur compréhension. De même, afin qu'elles disposent de suffisamment de temps pour assimiler l'information, l'étudiante chercheuse propose de planifier une rencontre subséquente afin de réaliser l'entrevue. Cependant, toutes les participantes demandent de procéder dès lors à l'entretien. Ainsi, une fois le consentement lu, compris et signé par celles-ci, l'étudiante chercheuse entreprend les entrevues.

La confidentialité des données est assurée par l'utilisation d'un pseudonyme lors de la transcription des entrevues. De même, les informations permettant d'identifier les participantes sont subtilisées des verbatims et les données recueillies sont transférées sur un disque dur externe confié à la directrice de recherche de l'étudiante chercheuse. Dans le cas où l'étudiante chercheuse publie les résultats de cette recherche, les mêmes critères assurant l'anonymat des participantes seront appliqués.

Rigueur scientifique

Les critères de rigueur sont respectés tout au cours du processus de recherche. La crédibilité (Guba & Lincoln, 1989; Schmidt & Brown, 2009) est assurée, entre autres par l'engagement prolongé de l'étudiante chercheuse permettant de bien comprendre la culture et le langage particulier du milieu des soins intensifs afin que les données recueillies soient les plus vraisemblables. À ce sujet, elle connaît bien ces unités pour y avoir travaillé pendant plus de 13 ans. De plus, l'étudiante chercheuse réalise des rencontres de débreffage avec son comité de direction afin de s'assurer de la concordance entre les données brutes et l'analyse.

La transférabilité est assurée par des descriptions riches et détaillées des participantes, de la démarche suivie, du contexte, des observations, des réflexions et décisions en cours de procédure dans le rapport de recherche (Guba & Lincoln, 1989; Schmidt & Brown, 2009). De cette façon, d'autres chercheurs pourront estimer si les résultats de la présente étude seront transférables à d'autres contextes.

Afin de répondre au critère de fiabilité, les résultats, le processus d'analyse et les justificatifs (Polit, et al., 2007), sont examinés en détail par les membres de son comité de direction. Ceux-ci s'assurent de la stabilité et l'uniformité des données dans le temps (Guba & Lincoln, 1989; Polit, et al., 2007).

Quant au dernier critère, la confirmabilité, concerne l'assurance que les données, l'interprétation et les résultats sont enracinés dans le contexte et dans le vécu des participantes plutôt qu'extraites de l'imaginaire de l'étudiante chercheuse (Guba & Lincoln, 1989). Tout d'abord, la présentation des extraits de verbatims permet d'assurer la vérifiabilité de l'analyse et des thèmes adoptés. De même, l'étudiante chercheuse a utilisé la triangulation spatiale des données en recrutant des participantes issues de différents milieux de travail (Denzin, 1988). Enfin, l'étudiante chercheuse inscrit l'ensemble de ses réflexions dans un journal de bord et elle a rédigé l'*epochè*, afin d'être plus objective dans son analyse.

L'epoché

Cette section est consacrée à l'*epoché*, où l'étudiante chercheuse expose sa propre description du phénomène à l'étude. Mes débuts aux soins intensifs ont été très difficiles, et ce, malgré mes deux années d'expérience. Le personnel était particulier, il fallait performer, être bien organisé, ne pas être en retard dans l'exécution de nos tâches. Il fallait être efficace, rapide et tout connaître. Certaines infirmières d'expérience ont influencé mon passage dans cette unité. Je me souviens d'un soir où l'attitude humaine et rassurante d'une infirmière auprès d'un jeune accidenté de la route, m'avait émue. Ce soir-là, j'ai compris un aspect important de mon rôle: l'accompagnement.

Le temps a passé, jusqu'à ce moment précis où j'ai eu soin d'un patient qui a changé ma pratique, qui lui a donné un tout autre aspect. Un patient dont l'état était très instable et qui a frôlé la mort à plus d'une reprise. Un soir, j'étais seule dans sa chambre, le patient était curarisé, profondément endormi, sous ventilation mécanique et très instable, car il saignait abondamment. Arriva ce moment où j'ai eu l'impression de vivre quelque chose d'unique : je sentais une force dans la chambre, une envie irrépressible de me battre pour ce patient. Une énergie. Par la suite, ce patient s'en est sorti. Vivant. De mon côté, j'ai compris qu'il y avait autre chose que les gestes, les tâches, les médicaments, les machines. Il y avait – moi –, cette infirmière qui pouvait faire la différence. Mon soin est devenu comme l'établissement d'une relation, d'une harmonie avec le patient. Évaluer le patient devenait comme un geste de reconnaissance de l'autre, de connexion où ensemble nous pouvions rétablir, guérir ou mourir en paix. Je vivais mon soin. Ainsi, prendre soin d'un patient traité aux soins intensifs est pour moi, un don de soi, un geste d'amour, car il demande une communion, une ouverture qui ne serait possible dans un climat d'aversion. Les outils technologiques, les machines… ne sont que des moyens pour soigner un physique, rétablir des systèmes. La façon d'être, l'intention derrière le geste, l'approche devient le prendre soin.

Enfin, dans le prochain chapitre seront présentés les résultats menant à la description du prendre soin d'un patient traité aux soins intensifs chez les infirmières nouvellement diplômées qui travaillent dans des unités de soins intensifs.

Présentation des résultats

Ce chapitre présente dans un premier temps, la description du profil des participantes et de leur milieu d'appartenance. Par la suite seront élaborés les sous-thèmes et thèmes issus de l'analyse des entrevues réalisées auprès de neuf infirmières nouvellement diplômées sur leur description du prendre soin des patients requérant des soins intensifs pour assurer leur survie. À l'issu de cette analyse phénoménologique, sera présenté l'essence du phénomène.

Profil des participantes

Cette première section présente le profil des participantes suite aux renseignements qu'elles ont divulgués en entrevue. Un pseudonyme a été attribué à chacune d'elle afin de préserver leur anonymat et la confidentialité. De même, dans un souci de préserver l'identité des participantes à cette recherche, l'étudiante chercheuse à élaboré un tableau (Tableau 1) illustrant les principales caractéristiques de chacune des participantes relativement au centre hospitalier d'appartenance, l'expérience aux soins intensifs, l'âge et le niveau de formation. Par la suite, d'autres tableaux fourniront de plus amples détails, notamment des statistiques descriptives de l'échantillon et les particularités des centres hospitaliers où travaillent chacune des participantes.

Tableau 1

Profil des participantes

Pseudonyme	Centre hospitalier	Année de graduation	Âge	Formation
Adèle	CH 1	Été 2010 (1 an)	20 ans	Collégiale
Béatrice	CH 1	Été 2010 (1 an)	24 ans	Baccalauréat
Camille	CH 1	Automne 2010 (8 mois)	24 ans	Baccalauréat
Dominique	CH 2	Automne 2010 (8 mois)	24 ans	Baccalauréat
Émilie	CH 1	Été 2010 (1 an)	24 ans	Baccalauréat
Francine (jeune homme)	CH 3	Été 2010 (1 an)	21 ans	Collégiale
Guylaine	CH 4	Été 2010 (1 an)	24 ans	Baccalauréat
Hélène	CH 5	Automne 2010 (1 an)	26 ans	Baccalauréat
Isabelle	CH 2	Été 2010 (8 mois)	25 ans	Baccalauréat

Dans le tableau présenté subséquemment (Tableau 2), sont exposées les statistiques descriptives des principales caractéristiques de l'échantillon.

Tableau 2

Caractéristiques de l'échantillon

Âge moyen des participantes	• 23,5 ans
Expérience personnelle	• Situées entre 8 mois (33,3 %) et 1 an (67 %).
	• Moyenne de 10,6 mois
Formation	• 22 % de formation collégiale
	• 77,8 % de formation universitaire

Les participantes recrutées dans la présente recherche travaillaient dans des unités de soins intensifs au sein de cinq centres hospitaliers différents. La description de chacun de ces hôpitaux est présentée dans le tableau ci-bas (Tableau 3)

Tableau 3

Caractéristiques des centres hospitaliers d'appartenance

CH 1	• Centre hospitalier affilié à une institution universitaire
	• 529 lits de soins spécialisés et généraux
CH 2	• Centre hospitalier universitaire
	• 246 lits de soins généraux et spécialisés
CH 3	• Centre hospitalier régional
	• 452 de soins spécialisés et généraux
CH 4	• Centre hospitalier universitaire
	• 456 lits de soins spécialisés et généraux
CH 5	• Centre hospitalier régional
	• 405 lits de soins spécialisés et généraux

Présentation des résultats

Le but de cette recherche qualitative fût de décrire l'expérience du « prendre soin » des patients qui requièrent des soins intensifs, chez les infirmières nouvellement diplômées. L'analyse a permis de configurer cinq thèmes et 17 sous thèmes. Afin de répondre aux questions de recherche numéros deux, trois, quatre, cinq, six (Appendice A) et de décrire de façon structuré et spécifique le phénomène à l'étude, trois thèmes et neuf sous-thèmes (Tableau 4) sont analysés et discutés.

Tableau 4

Thèmes et sous-thèmes émergeant de l'analyse

Thèmes	Sous-thèmes
Pratique infirmière technique complétée par le recours aux instruments technologiques	• Prise en charge du patient : Évaluer, surveiller, connaître et traiter • Les appareils technologiques comme outils de travail • Garder un regard critique sur l'utilisation des appareils technologiques dans les soins
Prendre soin : être là pour et avec la personne	• Développer une communication avec le patient • S'impliquer : accompagner le patient • Développer un attachement : le patient devient une personne à part entière.
S'investir dans l'accompagnement de l'unité patient-famille : donner une signification aux soins.	• Vers un partenariat famille-infirmière • Apprendre et se réaliser dans l'accompagnement de la famille • Formation d'une unité patient-famille : humanisation du soin

La prochaine section présente les trois principaux thèmes extraits de l'analyse des entrevues. Seront successivement présentés, le premier thème, intitulé « Pratique infirmière technique complétée par le recours aux instruments technologiques ». Le deuxième sera « Prendre soin : être là pour et avec la personne » et finalement, le troisième et dernier thème « S'investir dans l'accompagnement de l'unité patient-famille : humanisation du soin ». Chacun d'eux sera illustré par des extraits d'entrevue.

Thème 1: Pratique infirmière technique complétée par le recours aux appareils technologiques

Ce premier thème décrit principalement la pratique infirmière telle que vécue par les participantes, lorsqu'elles sont auprès d'un patient traité aux soins intensifs. À cet effet, il résulte de l'analyse phénoménologique qu'elles décrivent une pratique infirmière principalement technique et orientée vers la gestion globale de la dimension physiologique des patients sous leur responsabilité. Dans cette section, il est décrit un « prendre soin » où priment l'évaluation, l'inspection, l'application de traitements et l'investissement dans l'acquisition d'une connaissance approfondie du patient et tout cela, par le biais des appareils technologiques. Bien que les participantes apprécient l'aide et les informations apportées par ces appareils, certaines décrivent des expériences où ceux-ci sont susceptibles de déshumaniser le patient. Voici un extrait de l'entrevue de Béatrice où elle décrit sa pratique comme infirmière aux soins intensifs :

> *C'est la prise en charge globale du patient, mais aussi de sa famille, c'est le fait d'être au chevet du patient, autant pouvoir prévoir ce qui s'en vient, de tout faire pour le garder stable, pouvoir comprendre et utiliser toute la machinerie qui entoure le patient aussi, ne pas oublier le psychologique avec certains patients, avec ce qu'ils ont vécu, le suivi du patient.*

Ainsi, afin de décrire le thème de l'expérience de la pratique infirmière technique complétée par le recours aux instruments technologiques, seront élaborés chacun des trois sous-thèmes qui le constitue : 1) la prise en charge du patient : évaluer, surveiller et traiter 2) les appareils technologiques comme outils de travail 3) garder un regard critique sur les appareils technologiques dans les soins.

Prise en charge du patient : évaluer, surveiller, connaître et traiter

Toutes les participantes décrivent une pratique basée sur la surveillance de l'état clinique du patient, l'administration de traitements biomédicaux et le lien entre l'évaluation clinique et les données objectives. Elles utilisent le terme « prise en charge » pour représenter l'expérience d'assurer la responsabilité de prendre soin et de développer une maîtrise exhaustive de tout ce qui a trait au patient. À cet effet, Isabelle décrit cet impératif d'évaluer le patient et d'être alerte aux moindres changements dans son état de santé physique:

Les patients qui sont aux soins intensifs c'est parce qu'ils sont dans un état critique. Physiquement, les systèmes sont débalancés, il y a beaucoup de choses à vérifier donc, on doit être très, très vigilante, très, très alerte à tout ce qui se passe. Être alerte au niveau de tous les paramètres vitaux.

Tandis que Francine décrit dans l'extrait d'entrevue suivant l'importance de faire des liens cliniques afin d'assurer une surveillance adéquate :

Comprendre la pathologie, pourquoi le patient est intubé, c'est quoi le lien entre le choc septique et le traitement afin de dire c'est quoi mes surveillances à moi. Ce qu'il faut que je regarde, à quoi est-ce qu'il faudrait que je porte attention [...] tu vas voir tout ce que ça implique quand tu vas faire une surveillance [...] faut encore plus chercher les complications, signaler quand qu'il y a quelque chose qui sort de l'ordinaire.

Outre la surveillance du patient, les participantes doivent réaliser un amalgame de soins techniques et de traitements nécessaires pour prendre soin de leur patient, ce que décrit Camille dans l'extrait suivant :

Toutes nos techniques qu'on doit faire, donner nos médicaments, tous les examens, faut surveiller l'état hémodynamique, on a toujours un œil sur le scope pour vérifier, c'est prendre soin du physique et aussi du mental un petit peu.

En fait, d'après Béatrice l'objectif des traitements et soins techniques est d'éviter une complication de l'état de santé physique du patient :

Le garder le plus stable possible [...] en faisant des techniques, en voyant le problème puis en palliant au problème s'il y en a un, tu vois ce qui ne va pas et tu le règles [...] je donne sa médication, je m'assure que ses paramètres sont corrects.

Dans un même ordre d'idée, Adèle décrit dans l'extrait suivant que la surveillance, l'évaluation et la réalisation de tâches techniques assurent une vigilance et une connaissance de l'état de santé physique du patient :

C'est de la surveillance, faire des soins, faire des techniques. Par exemple, aspirer un patient, faire des soins de bouche. Faire l'évaluation du patient, s'il a de la douleur. Faut que tu sois alerte à tous les petits changements qui pourraient être fatals. Donc, il faut vraiment que tu connaisses bien ton patient au cas où il y aurait un petit changement qui serait pas bon [...] c'est beaucoup d'évaluation.

Dans cet extrait de l'entrevue avec Adèle, tout comme les extraits des autres participantes, il est décrit une importance de développer une connaissance pointue du patient – le connaître – afin d'être à l'affût du moindre changement dans son état de santé. Aussi, pour Dominique, il s'agit même d'une particularité propre aux infirmières des soins intensifs étant donné qu'elles ont moins de patients sous leur responsabilité comparativement aux infirmières de l'étage. Elle décrit ce que signifie pour elle, l'acquisition d'une connaissance approfondie de son patient :

Je me dis que je ne serais pas capable de retourner sur un étage où c'est normal de prendre soin de 12 patients en même temps. C'est ce que j'aime des soins intensifs, c'est de pouvoir me concentrer [sur un patient]. Je peux le connaître vraiment du bout de l'orteil jusqu'à la pointe des cheveux. Tu sais, tu as le temps de vraiment connaître ton patient, c'est pas juste un nom, l'âge, le numéro de chambre et le diagnostic, il me semble que c'est bien plus, tu connais tout le dossier.

Dans le passage suivant, Émilie décrit cette expérience de « connaître » son patient:

On travaille quelques jours avec le même patient. Tu commences à le connaître un peu, toute son histoire, ses habitudes, tu peux faire des liens [...] c'est un peu prévenir, voir les coups d'avance qui peuvent arriver.

De même, cette connaissance du patient permet d'assurer un meilleur suivi et de mieux représenter ses intérêts:

Quand les spécialistes nous questionnent, on sait mieux où s'en aller, on sait plus quoi leur répondre parce qu'on connaît bien les patients, on connaît leur histoire, leur plan à venir, le plan de traitement. Je pense qu'il y aurait plusieurs petites informations qui se perdraient ou qui seraient oubliées si l'infirmière n'était pas au courant et assidue dans ses traitements.

Les appareils technologiques comme outils de travail

Les appareils technologiques font partie de la réalité des infirmières des soins intensifs. Pour toutes les participantes, ceux-ci facilitent leur travail au quotidien et constituent une « nécessité » pour la pratique aux USI. En effet, toutes les participantes ont décrit que ces appareils permettent d'offrir des traitements de support et d'assurer un monitorage des paramètres vitaux. Bien que tous aient expliqué en entrevue que le recours aux appareils technologiques demande une adaptation et une compréhension qui se développent avec le temps, ceux-ci sont devenus une partie intégrante de leur pratique et elles ne sauraient s'en passer. Dans ce passage, tiré de l'entrevue avec Francine, il y est décrit le processus par lequel elle a apprivoisé les appareils technologiques maintenant devenus instruments de pratique :

Au début, c'était intimidant parce qu'il y en a toujours une qui sonne, qui dit qu'il y a quelque chose, une alarme, un flash. Mais quand tu finis par bien comprendre pourquoi cette machine est là, pourquoi on a un ballon intraaortique, ce que ça fait au niveau du cœur, je pense que t'apprends à travailler avec eux parce qu'ils te donnent des données importantes et c'est vraiment ce qui va aider ton patient [...] je te dirais qu'aujourd'hui, je ne me passerai plus d'un moniteur cardiaque, je trouve que sans eux, je perds un peu mes outils.

Dans la même perspective, toutes les participantes expliquent que les appareils technologiques sont sécurisants, car ils assurent une permanence des informations dans le cadre d'une surveillance assidue des paramètres vitaux du patient. Et, à titre de rappel, l'un des enjeux majeurs de la pratique aux soins intensifs, tel que mentionné par les INDs de cette étude, consiste à être à l'affût des changements dans l'état physiologique des patients. Ainsi, Isabelle décrit dans cet extrait d'entrevue, le sentiment de sécurité en lien avec la présence, le contrôle et la compréhension des appareils technologiques :

> *Tout ce qui est technologie, ça nous rassure beaucoup. Les chiffres précis, que ce soit les débits cardiaques, les canules artérielles, une saturation, je pense que c'est quelque chose qui va rassurer beaucoup les infirmières, c'est beaucoup moins subjectif, on a moins besoin d'évaluer, c'est très concret. Je trouve que ça nous facilite la tâche [...] c'est très agréable d'avoir plein de données parce que ça confirme souvent des diagnostics, des doutes, des changements de l'état, l'efficacité de certaines choses qu'on a fait ou l'inefficacité.*

De même, Adèle décrit que les appareils technologiques permettent d'assurer une meilleure surveillance et évaluation physiologique du patient :

> *Le point positif, c'est que ça t'apporte un confort parce que tu as toujours un œil sur l'hémodynamie de ton patient, sur l'état respiratoire, tu as une bonne idée de ce qui se passe avec le respirateur, sa saturation.*

La majorité des participantes ont aussi évoqué l'aspect facilitateur des appareils technologiques dans leur pratique aux soins intensifs. Effectivement, Béatrice explique que ceux-ci permettent de mieux comprendre l'état de santé physique du patient et qu'en plus, ils simplifient plusieurs de ses tâches :

Bien souvent, les machines nous donnent des paramètres qui sont pertinents, qui nous aident à comprendre ce qui se passe réellement [...]. Aussi, il y a des choses qui facilitent tellement la vie, juste les canules (cathéter permettant une lecture invasive de la tension artérielle), je ne me vois plus avec un brassard. Un brassard, ça devient contrariant.

De plus, les appareils technologiques sont aussi facilitateurs en raison du temps qu'ils permettent de sauver dans la réalisation de certaines tâches. Certes, développer la maîtrise des appareils requiert un certain délai, mais comme le décrit Dominique dans ce passage, une fois qu'ils sont apprivoisés, les infirmières disposent de plus de temps pour « être » auprès du patient :

Au début, c'est un effort à faire parce qu'il faut que t'apprennes, que tu comprennes. Je trouve qu'on est vraiment chanceux d'avoir cette technologie-là. Tout le monde parle de déshumanisation des soins parce que tout devient électronique, mais en même temps, si tu sauves 15 minutes [...], tu peux le passer à faire des soins auprès de ton patient que tu n'aurais peut-être pas eu le temps de faire.

Bien qu'ils facilitent le travail des infirmières aux soins intensifs, les appareils technologiques permettent aussi d'offrir des traitements physiques extrêmement précis et sophistiqués. Certaines participantes, comme Camille, décrivent même ces appareils de pointe comme des « prolongements de l'infirmière » :

La technologie a beaucoup évolué, c'est super parce qu'on peut aller plus loin qu'avant [...]. C'est un prolongement pour donner des soins un peu plus spécifiques et pour améliorer les soins [...]. Admettons, si je prends un crayon pour tourner une page, c'est quand même le prolongement de mon bras. Même si c'est la machine qui fait le travail, c'est quand même nous qui sommes derrière la machine, qui programmons les paramètres. C'est l'équipement de soin, c'est vraiment un tout.

Dans une perspective semblable, Hélène décrit comment les appareils technologiques s'incorporent à son rôle d'infirmière et lui permettent de tracer un portrait détaillé du patient :

> *C'est comme plein de données ensemble pour avoir « the big picture » avoir un tableau global. Parce que si le patient est intubé, s'il y a plein de machines, il ne peut pas te dire si ça va pas bien, s'il a de la douleur, il y a plein de choses qu'il ne peut pas dire. Ce sont les machines qui t'aident à le comprendre et c'est son non verbal qui va t'aider à mettre tout ça en lien.*

Garder un regard critique sur les appareils technologiques dans les soins

Bien que les infirmières nouvellement graduées de cette étude apprécient l'utilisation des appareils technologiques, cinq d'entre elles demeurent conscientes qu'ils doivent être utilisés en complémentarité de leur évaluation physique habituelle et avec une pointe de jugement abstrait, ceux-ci ne peuvent pas faire tout le travail à leur place. À cette fin, le présent sous-thème s'organise de façon à présenter leurs diverses mises en garde et réflexions en lien avec l'utilisation des appareils technologiques lorsqu'elles prodiguent des traitements aux patients dans les USI.

Tout d'abord, certaines participantes s'entendent pour dire que les appareils technologiques ont leurs limites au sens où les données qu'elles fournissent doivent être corroborées et interprétées tel que le décrit Hélène dans cet extrait:

> *C'est sûr, les machines ont beau nous donner des données, il faut être sûre que ça soit vrai puis que ça corrobore avec la clinique du patient. Si tu as*

une donnée, qui ne marche pas, il faut que tu trouves pourquoi. Tu ne peux pas juste regarder les machines là. Ça reste des machines.

Similairement, Camille, explique que l'utilisation des appareils technologiques nécessite du jugement de la part de l'infirmière :

Les machines ne peuvent pas vraiment prendre notre place parce qu'il faut quand même avoir un jugement pour les utiliser.

En dépit qu'ils procurent un nombre considérable d'informations, les appareils technologiques ne fournissent pas des données exhaustives, car celles-ci doivent être complétées et validées par les savoirs et le jugement de l'infirmière. Toutefois, comme l'évoque Guylaine, il y a un paradoxe et une complémentarité entre l'évaluation instrumentale avec les appareils et l'évaluation par l'infirmière:

Une machine n'est pas nécessairement parfaite. Un patient, c'est un humain, une machine c'est une machine. Je dis spécial parce que l'on doit utiliser la technologie pour arriver à cette fin-là, c'est aussi pouvoir voir le patient à travers ces machines. Parce que des fois, on peut même oublier le patient et se concentrer sur la machine. Il faut tenir compte du patient et de la machine. On regarde le moniteur, le patient désature, on va aller voir le patient, est-ce qu'il tousse, est-ce qu'il a des sécrétions? Faut voir au-delà de la machine aussi. Donc, des fois je trouve ça bien, mais d'un autre côté, on oublie le patient et on se concentre sur la machine.

Dans ce verbatim, Guylaine expose la possibilité d'oublier le patient au profit des informations et traitements donnés par les appareils technologiques. Dans une même perspective, Isabelle mentionne que lorsque l'infirmière n'est pas habituée aux appareils technologiques, ceux-ci captent toute son attention et risquent d'éclipser le patient: un véritable défi humaniste pour l'infirmière :

> *Moi c'est mon défi de toujours tenir compte de la personne. Comme quand on commence, tout est gros, ça sonne tout le temps, c'est le temps qu'on soit un petit peu habituée. La première fois que tu vas faire une prise de sang, tu ne vois pas la personne au bout que tu piques, tu vois juste sa veine, mais il y a un bras au bout de la veine et une personne au bout du bras. C'est un peu la même chose, mais exagéré encore plus parce que là, ça s'applique à quasiment tout le corps. Je pense que c'est le défi, tout autant pour les jeunes que des vieilles.*

D'un même avis, Émilie expose qu'oublier le patient – comme personne humaine en soi – au profit des données, mesures et instruments, l'incite à reconsidérer la nature de sa pratique comme infirmière :

> *Je pense que ça fait oublier qu'il y a quelqu'un dans le lit. C'est tellement facile de passer à côté, surtout un patient intubé qui ne bouge pas, qui est sédationné. Tu mesures des chiffres et tu oublies qu'il y a quelqu'un dans le lit. Comme infirmière qui commence, des fois je suis tellement concentrée sur la machinerie et que je ne suis tellement pas habituée à tout ça, que j'oublie complètement le patient. C'est à ce moment-là qu'il faut que tu recules puis que tu te dises « je ne suis pas infirmière pour jouer sur des machines » donc c'est ça qui est difficile aussi comme débutante.*

Par ailleurs, Isabelle mentionne que la nature hyper technique de sa pratique fait en sorte qu'elle se détache émotionnellement du patient, ce qui engendre un phénomène de déshumanisation :

> *Il y a tellement d'aspects médicaux, d'aspects techniques que je pense qu'on se détache un peu de la personne. Que l'on déshumanise le patient étant donné qu'on traite sa maladie, qu'il a beaucoup de traitements,*

beaucoup de techniques à faire. Je pense que c'est ce qui fait qu'on amène la déshumanisation des soins pour les patients en soins critiques.

En somme, l'ensemble des participantes décrit une prise en charge du patient comme une maîtrise de son état physiologique. Plus spécifiquement, il apparaît une objectivation du corps au cours des processus d'évaluation, d'administration et de suivi des traitements et des données numériques affluant des appareils technologiques. De plus, les infirmières nouvellement graduées de cette étude apprécient et ont bien intégré l'utilisation des appareils technologiques dans leur pratique. Malgré cela, elles se disent conscientes qu'il est facile de mettre l'emphase sur les technologies au détriment du patient et certaines ont décrit se donner des moyens pour éviter ce litige.

Thème 2 : Le soin : être là pour et avec la personne

En dépit qu'une majeure partie de leur pratique repose sur l'utilisation des appareils technologiques, il demeure que les infirmières nouvellement diplômées participant à cette recherche sont toutes conscientes qu'il y a une personne au centre des soins. Il apparaît que cette conception du soin s'établit progressivement au fur et à mesure que se tissent des liens entre l'infirmière et son patient. Afin d'illustrer ce thème, est présenté cet extrait d'entrevue, livré par Guylaine, où elle décrit son apprentissage du « prendre soin » tels un accompagnement et une présence à l'autre :

J'ai appris comment soigner quelqu'un qui n'est pas capable de parler, quelqu'un devant la mort, devant l'espoir, le désespoir, j'ai aussi appris comment soigner quelqu'un et sa famille [...] Que signifie ce – soigner – là pour moi? C'est accompagner. Être là pour la personne, être avec la personne.

Ainsi, ce thème s'articulera de façon à parcourir le cheminement de cette relation que les infirmières nouvellement diplômées décrivent. Il sera abordé en trois sous-thèmes : 1) développer une communication avec le patient, 2) s'impliquer : accompagner le patient et 3) développer un attachement : le patient devient une personne à part entière.

Développer une communication avec le patient

Parmi les participantes, huit ont abordé le thème de la communication avec leur patient dans le cadre de leur pratique. Étant donné que les patients aux soins intensifs ont souvent un état de conscience altérée en raison de leur problème de santé physique, des sédatifs reçus ou de la ventilation mécanique, l'établissement d'une communication devient un véritable défi. Dans l'extrait suivant, Guylaine décrit cette difficulté à communiquer avec les patients aux soins intensifs :

Ce qui est difficile, c'est le patient qui peut pas parler, qui vit quelque chose, il faut chercher ce qu'il a. Est-ce qu'il a mal? Est-ce qu'il veut dire quelque chose? Il veut parler, pouvoir détecter ce qu'il veut vraiment.

En lien avec cette difficulté, les participantes accusent une frustration à ne pas réussir à comprendre leur patient. Pour Béatrice, elle décrit dans cet extrait d'entrevue qu'en finalité, ce qui est contrariant c'est qu'elle ne parvient pas à aider convenablement son patient, car elle ne le comprend pas :

Il y en a plusieurs qui sont intubés et que l'on a de la difficulté à comprendre, mais je pense que c'est autant frustrant pour eux que pour nous. Faut se rendre à l'évidence, des fois on ne les comprend pas. Moi ça me frustre parce que je ne peux pas les aider, je ne peux les aider plus.

Donc, la plupart des participantes soulignent l'importance de communiquer avec le patient. Cependant, il arrive que les nombreux soins techniques à effectuer font en sorte que certaines journées, elles n'ont pas le temps d'interagir, mais elles se reprendront, ce qu'Isabelle spécifie dans cet extrait de son entrevue :

Moi j'ai le temps en général quand ça va bien. Je pense qu'on peut compenser, il y a des jours où je n'ai pas le temps, je ne pourrais même pas parler avec mon patient s'il pouvait parler, parce que souvent, ils sont intubés. Mais quand ils sont orientés, qu'ils sont là, même quand ils sont un peu confus, on a quand même du temps pour eux, pour les réorienter, jaser un peu de tout et de rien, puis de rendre leur séjour un peu plus agréable.

De même, pour Dominique, la communication constitue une composante essentielle de sa pratique. Elle a besoin d'établir une relation avec son patient et parallèlement, elle croit que cela apporte des effets positifs pour ce dernier :

Je me disais que j'allais juste avoir des patients intubés, inconscients, je n'aurais pas de relation. Mais c'est pas vrai, souvent, tu vois la différence quand tu leur parles. Même des contacts avec des patients intubés, qui sont semi-conscients, tu vois qu'ils sont plus calmes quand tu leur donnes des explications. J'avais peur de ne pas avoir cet aspect-là dans le prendre soin. Mais finalement, tu peux l'avoir même avec un patient plus magané, moins présent. Moi j'aime vraiment ça cet aspect-là des soins infirmiers, l'aspect relationnel.

Tout comme les autres participantes, Camille souligne aussi l'importance de communiquer avec le patient, nonobstant de son état de conscience. Dans l'extrait suivant, elle évoque l'importance de porter attention à ce que l'on dit en présence du patient :

Il faut continuer à leur parler aussi. Tu sais, on ne peut pas arriver à côté d'un patient qui est sédationné, puis conter notre fin de semaine à notre collègue. Continuer à leur parler, expliquer tout ce que l'on fait.

Tandis que pour Adèle, la communication permet de réassurer le patient, de lui expliquer les traitements qu'il subit, et ce, malgré la possibilité qu'il ne comprenne pas en raison d'un état de conscience altérée :

Rassurer, même si tu n'es pas sûre qu'il comprend vraiment. S'il a eu un accident d'auto : tu as eu un accident d'auto, tu es à l'hôpital. C'est vraiment d'expliquer chaque mouvement que tu vas faire avec lui, si tu vas l'aspirer [...] expliquer, même s'il ne répond pas.

Sous un autre angle, il apparaît que l'importance de communiquer avec le patient en assure une meilleure compréhension et permet ainsi à l'infirmière de mieux représenter ses intérêts. Dans la citation suivante, Émilie explique comment cette communication lui permet de mieux connaître et aider son patient :

Je pense que, quand le patient n'est pas intubé ou quand tu arrives à communiquer avec lui, tu as ton rôle d'advocacy que tu peux réussir à faire assez facilement [...] tu sais qu'il t'a dit d'autres choses. Que lui, c'est d'autres sortes de soins qu'il veut. T'apprends à le connaître, savoir ce qu'il veut, voir où il veut aller avec son histoire, qu'est-ce qu'il veut faire avec tout ça.

S'impliquer : accompagner le patient

Par leur présence constante auprès du patient traité aux soins intensifs, que ce soit pour prodiguer des soins techniques, surveiller, évaluer, mais aussi pour communiquer avec lui, les participantes de cette étude apprennent peu à peu à le connaître et à l'apprécier. Progressivement, une tendance semble se profiler chez nos INDs : elles commencent à s'investir dans le soin. Elles dépassent cette dimension essentiellement physique et technique présentée ultérieurement, au profit d'un intérêt à développer une relation et à s'impliquer auprès de leur patient. Elles abordent la dimension psychologique et expriment une bienveillance à l'égard de leur patient. Dans l'extrait suivant, Francine décrit que le soin est aussi une relation entre l'infirmière et le patient :

> *Le soin, à la base ça va être de faire quelque chose. Donner le soin, c'est aussi une relation que tu as avec la personne, l'écouter, l'aider. Un peu comme Pepleau. Tu créer une relation avec le patient, surtout quand tu l'as 2 ou 3 jours en ligne [...] Juste de faire un peu plus pour que ça soit un peu moins désagréable d'être ici.*

Ultérieurement dans son entrevue, Francine ajoute que prendre soin de son patient est gratifiant :

> *Moi je trouve ça gratifiant de pouvoir aider quelqu'un, j'ai l'impression d'avoir fait quelque chose qui peut aider.*

Dans la même perspective, Dominique mentionne que prendre soin doit aussi avoir une dimension psychologique :

> *Prendre soin, c'est de la technique [...] mais il y a aussi le prendre soin relationnel, psychologique que j'aime bien aussi. C'est pas parce que tu es branché de tout partout, intubé, sédationné que tu n'as pas besoin de ça.*

Pareillement, Camille décrit ce qui englobe l'aspect psychologique des soins :

Prendre soin au niveau mental, c'est vraiment tout l'aspect psychologique alentours de l'expérience de soin. Ça peut être le stress que vivent les patients. La peur, la douleur qui est physique, mais qui est aussi psychologique.

Dans une même perspective, Béatrice évoque l'aspect psychologique qui s'insère dans le soin et de façon plus spécifique, elle décrit dans cet extrait d'entrevue, que certains patients ont besoin d'aide pour cheminer dans le processus d'adaptation à leur condition de santé :

Il ne faut pas oublier le psychologique avec certains patients, avec ce qu'ils ont vécu […] je pense qu'on peut les aider surtout en les informant sur leur condition.

La notion d'aide mentionnée par Béatrice est aussi corroborée par Guylaine, pour qui « prendre soin » est relié à la notion d'apporter de l'aide :

Prendre soin, c'est aider. Plus aider que sauver. Aider, peu importe le geste […] Aider à travers son expérience de santé. Donc, que ce soit s'il va mourir, on va l'aider à avoir une mort plus digne […]. Des fois on ressent ça comme, un accomplissement professionnel quand on voit que le geste qu'on apporte est positif pour le patient. Donc ça fait plaisir, ça permet de grandir professionnellement.

Tandis que pour d'autres participantes, il devient manifeste qu'elles ont à cœur, le bien-être global de leur patient. Elles en font même un devoir, comme décrit par Camille :

Je veux que le patient soit le mieux possible. Répondre à la plupart de ses besoins. On peut se mettre à leur place […] un patient qu'on voit qu'il est inconfortable. Si je pense qu'il a de la douleur, je vais essayer de le soulager. Si c'est pas ça, on peut essayer de le réconforter pour enlever l'anxiété. Mais quand on n'est pas capable de le rendre confortable, je trouve que ça met un peu de pression parce qu'on va chercher pourquoi il y a quelque chose qui ne marche pas.

Pour sa part, Isabelle décrit qu'il en va d'une éthique professionnelle de l'infirmière d'assurer le bien-être de son patient :

Les infirmières se questionnent beaucoup sur la qualité des soins au patient parce qu'au bout du compte, ça les frustre parce que l'infirmière est là pour le patient et quand le patient n'est pas bien, c'est l'infirmière qui s'en ressent le plus directement en tant que professionnel. Je pense que c'est elle qui en souffre le plus du manque de soins personnels au patient, parce que c'est sa responsabilité à elle. Puis des fois, on n'a pas le temps de le faire, et ça nous affecte dans le fond. Ça nous dit directement qu'on n'a pas bien fait notre travail, notre travail à nous.

Développer un attachement : le patient redevient une personne humaine

En cours d'entrevue, toutes les participantes décrivent un certain attachement envers leurs patients. Le temps passé en sa compagnie favorise le développement d'un lien qui amène une nouvelle perspective du patient : il redevient une personne humaine. Fort est de constater que les infirmières nouvellement diplômées réussissent à transcender cette image figurée du patient interpellé par sa pathologie. Elles apprennent à le connaître, lui découvre un vécu, un monde qui l'entoure et une étendue d'expériences qui lui confère cette humanité. Cette consécration semble se répercuter dans leur façon de donner des soins, et ce, à différents niveaux. Par exemple, dans le cas d'Isabelle, reconnaître le vécu du patient, lui permet de le comprendre, de mieux saisir sa façon de réagir et ainsi d'adapter les soins offerts :

> *Des fois, les patients ont vécu des choses dans le passé, ont vécu des expériences qui se sont plus ou moins bien passées et qui peuvent expliquer beaucoup de choses [...] Qu'est-ce qui se passe avec ce patient là, comment ça qu'il nous parle de même, qu'il agit de cette manière-là. Mais quand on prend le temps de bien poser les questions à la famille, je pense que ça permet de donner un soin qui est plus adéquat, plus complet au patient.*

Dans un même point de vue, Dominique décrit son patient telle une personne humaine, le perçoit dans sa globalité. Selon cette participante, donner de « bons soins » devrait toujours être réalisé dans cette perspective :

> *C'est pas juste le physique, le psychologique, c'est tout relié ensemble. [...]Tu soignes le physique, mais si tu oublies la personne, je trouve que ton soin ne sera pas aussi bon que si tu avais tout pris en compte. [...] Juste des fois, passer 2-3 minutes, flatter, toucher, il y en a qui ont besoin de ça, tu le sens. Tu lui prends le bras pendant que tu parles, tu prends 5 min avec elle, moi je trouve que ça change tout.*

En cours d'entrevue, les participantes décrivent le patient en tant que « personne » et par le fait même, soulignent l'importance de le considérer comme tel. Dans l'extrait suivant, Isabelle décrit ce transfert de conception parfois ardu que l'infirmière doit réaliser lorsqu'elle se retrouve en présence de son patient :

> *Ça nous fait voir le patient comme des chiffres, d'où l'importance de faire attention. Entre professionnels, des fois, on n'a pas le choix de parler ainsi.*

> *Mais après quand on est avec le patient, il ne faut pas oublier : ok, maintenant il y a une personne en compte. Tu parles avec le médecin et quand tu reviens avec le patient quand tu fais les soins ou les traitements que le médecin t'a demandés, tu reviens avec la personne. Je pense que ce switch là est difficile à faire des fois.*

De son côté, Béatrice apporte un élément intéressant, elle décrit un processus de personnalisation du patient, il devient une personne ayant un vécu; transformation induite par la présence de la famille qui témoigne de l'historicité de celle-ci :

> *Je trouvais ça intéressant, je lisais le cas pour connaître ce qui se passait et tout. Quand j'ai parlé avec sa mère, j'ai comme plus pris conscience que là, c'était une jeune fille. Je savais qu'elle allait à l'école, qu'elle avait un petit frère, un neveu. Je savais qu'à la maison, il y avait quelqu'un qui l'attendait. Tu connais un peu sa vie, ce n'est plus juste un cas. Le trauma d'auto, c'était Rachel* (nom fictif).

Par la suite, elle explique les répercussions de cette prise de conscience, c'est-à-dire, que lorsque l'on considère le patient en tant que personne, une nouvelle description du soin s'insurge :

> *C'est plus intéressant d'en prendre soin, tu as plus le goût qu'elle soit bien tu la prends plus en charge.*

Tandis que pour Hélène, le fait de mieux connaître son patient, donne lieu à une relation, qu'elle décrit comme un rapprochement, une appropriation mutuelle entre l'infirmière et le patient :

> *Aux soins intensifs, tu es collé à ton patient, tu le connais très bien, il te raconte toutes sortes d'affaires, la famille te connaît, tu es la personne de*

référence, tu es leur infirmière. Ils s'approprient l'un et l'autre, car tu le connais tellement.

Or, pour certaines participantes, cet attachement, cette connaissance du patient et de son histoire, ouvre la voie à beaucoup d'émotions. Dans l'extrait suivant, Émilie décrit cette compassion qu'elle a difficilement vécue :

J'ai 24 ans, il y a des patients qui en ont 19. Il y avait un père un moment donné, il venait d'avoir un bébé, c'était très riche en émotions. Des fois, c'est difficile de mettre des barrières parce que tu as juste 1 ou 2 patients, puis tu l'as pendant 1 semaine. La barrière émotionnelle n'est pas toujours là. Des fois, tu te laisses embarquer émotionnellement dans ce qui se passe.

Dominique apporte une observation semblable, où il y a expérience de la compassion face à la victime et à sa famille comme elle le mentionne dans cet extrait :

Il y a des situations qui viennent me chercher, me toucher plus. On dirait que quand ça me touche trop, j'ai plus de misère à aller vers eux. L'autre fois, on avait un jeune homme de 29 ans, en arrêt cardio-respiratoire. Ça m'a touchée beaucoup de l'avoir ce patient-là. La famille est arrivée en pleurs. Ça m'a touchée, il fallait vraiment que je me force pour me concentrer sur ce que j'avais à faire.

Somme toute, reconnaître le patient en tant que personne, être attentive à ce qu'il est et ce qu'il vit représente pour Isabelle un idéal à atteindre. Dans la portion d'entrevue présentée, elle décrit sa conception d'une infirmière humaine :

Une personne qui est capable de voir les gens qui sont devant elle. Que ce soit le patient, la famille, d'être attentif au verbal et au non verbal, ce que les gens nous disent parce que je pense que c'est l'infirmière plus que tout parmi tous les professionnels, qui doit être sensible à ça, parce que des fois on peut passer à côté des choses assez importantes, que la personne essaie de nous dire ou de nous faire comprendre.

En fin de compte, il apparaît que la communication avec le patient revêt une importance capitale pour toutes les infirmières nouvellement diplômées de cette étude. Elles reconnaissent que, malgré un état de conscience altéré ou l'incapacité à communiquer, les patients ont besoin qu'on leur parle, qu'on leur explique ce qui leur arrive et ce qu'ils subissent comme traitements. De même, elle assure une meilleure connaissance de son vécu, de ses désirs, permettant à l'infirmière de mieux défendre ses intérêts et de répondre à ses besoins. Qui plus est, ce deuxième thème présente une dimension psychologique du soin donné telle que décrite par nos participantes comme étant le souci du bien-être du patient, l'aider et l'accompagner dans son expérience de santé. Enfin, ces INDs s'inscrivent dans un cheminement où elles s'impliquent et s'investissent dans le soin du patient. Un engagement qui s'actualise dans l'accompagnement: elles sont là pour lui.

Thème 3 : S'investir dans l'accompagnement de l'unité patient-famille: donner une signification aux soins

Toutes les participantes ont évoqué à un moment ou à un autre l'importance de la famille. Bien que les premiers contacts avec celle-ci soient parfois difficiles étant donné que la famille est souvent dans un état de détresse, les INDs de cette étude reconnaissent l'importance de les impliquer dans les soins et de développer une relation de collaboration avec elles. Cependant, les rapports évoluent entre les participantes et les familles, devenant progressivement un lieu où ces jeunes infirmières apprennent à accompagner ces familles en détresse et à s'investir dans ce lien privilégié. Pour finalement découvrir et prendre conscience que le « patient » qui est traité aux soins intensifs fait partie de cette famille. Ainsi, un changement de perspective s'opère, le patient devient un être humain à part entière : il a une personnalité, un vécu, des désirs, des intérêts. Cet être et sa famille, deviennent un tout, forment un ensemble et c'est de cet ensemble, que l'infirmière prendra soin. Dans cet extrait, Béatrice décrit ce changement de perspective qu'apporte la famille :

> *Le fait d'avoir la famille autour, on n'a pas le choix de prendre en considération la personne. On voit que ça a un impact [...] l'accident a causé un impact sur toute la personne, sur toute sa vie, son milieu. C'est sûr quand ils ne peuvent pas parler, c'est un peu plus dur, c'est-à-dire, si on n'avait pas personne, que le patient est intubé, inconscient, qui ne nous parle pas et qu'il n'y a pas de famille, là, c'est sûr qu'un moment donné, c'est plus un cas que d'autre chose. Dès qu'on a une relation, qu'on arrive à entrer en contact on s'attache.*

Ce thème sera divisé en trois sous-thèmes : 1) vers un partenariat famille-infirmière, 2) apprendre et se réaliser dans l'accompagnement de la famille 3) formation d'une unité patient-famille : humanisation du soin

Vers un partenariat famille-infirmière

Les participantes ont toutes décrit l'importance de la présence de la famille auprès du patient et leur implication dans les soins. Bien que certaines aient émis quelques réserves voulant que les familles puissent être accaparantes, d'autres soulignent qu'elles peuvent être très aidantes soit, en fournissant des informations au sujet du patient, lorsque celui-ci est en délirium ou encore en apportant de l'aide dans les soins par exemple. Ainsi, les infirmières nouvellement diplômées de cette étude décrivent la création d'un lien de collaboration entre elles et la famille au sens, où elles doivent s'entraider au bénéfice de chacun.

Dans un même ordre d'idées, la famille dont le proche est traité aux soins intensifs présente plusieurs besoins auxquels nos participantes s'affairent à répondre au mieux de leurs connaissances et de leur expérience. Certaines comme Adèle, se considèrent comme « responsable » de la famille et doivent veiller à les informer :

> *C'est ton patient, ta famille. C'est toi qui es avec eux, c'est toi qui vas aux rencontres, c'est toi qui les rassures qui leur dis ce qui se passe avec le patient.*

De même, Camille décrit son rôle auprès des familles qui consiste à rendre compréhensible la situation vécue par le patient :

> *On doit expliquer aux familles la situation du patient, surtout quand ils n'ont pas vraiment de connaissances médicales. Je trouve que ça aussi c'est important. C'est vraiment un rôle de soignant, mais aussi d'accompagnateur.*

De son côté, Francine décrit que donner de l'information permet de diminuer l'anxiété de la famille et favoriserait leur collaboration :

> *De les renseigner, leur donner de l'information, ça diminue le stress, ils vont être plus collaborant.*

À l'instar de certaines participantes, Francine présente la famille comme étant dérangeante à certains moments, ce qui évoque une adaptation à la présence de la famille, mais aussi, la nécessité de chercher à établir une bonne relation avec eux :

> *Ça va faciliter mon travail s'ils viennent pas me voir aux trois minutes au poste pour me dire qu'il y a quelque chose de bizarre. Tu viens juste de*

leur expliquer ce qui se passait et que c'était normal! Ils vont arrêter de venir m'achaler tout le temps, c'est ce que je veux dire finalement.

Pareillement, Hélène présente cet aspect négatif de la présence de la famille au chevet du patient, qu'elle décrit comme accaparante lorsqu'elle vit de l'anxiété :

Mais dans un contexte où est-ce qu'il y a plein de machines après le patient, la famille est souvent apeurée, elle n'ose pas rien faire, donc on a quasiment un nouveau patient à s'occuper qui est la famille, qu'il faut rassurer, informer, renseigner.

Cependant, Hélène reconnaît tout comme les autres participantes que la famille a besoin qu'on l'informe, qu'on lui explique, et ce, à la mesure de ce qu'elle est capable de comprendre, et tout cela dans le but de développer une relation de confiance et d'obtenir leur collaboration :

Il faut les informer, faut vulgariser, essayer de comprendre ce qu'eux autres sont prêts à comprendre. Leur donner assez d'information pour qu'ils soient moins anxieux. C'est important à ce moment-là d'essayer d'avoir une relation de confiance avec eux, pour qu'ils soient collaborant et qu'ils vivent ça le mieux possible.

Cette collaboration est aussi mentionnée par la plupart de nos participantes. En effet, la famille est une source d'information majeure s'avérant très utile pour le travail des infirmières. À cet effet, Émilie explique que la famille permet d'accéder à des informations permettant d'individualiser les soins apportés aux patients :

Il y a des choses qu'ils connaissent du patient : de la musique, ça l'aide à se détendre. De notre côté, on donne des pilules, mais avec la musique, ça l'aide encore plus. Il y a des côtés comme ça, que si la famille n'était pas là, on pourrait passer à côté de quelque chose.

Sous un autre angle, Dominique décrit comment elle implique la famille de façon active dans certains soins à donner, ce qui allège son fardeau de tâches. Ce qu'elle présente comme un enseignement qui permettra à la famille de mieux veiller au bien-être de la personne à son congé de l'hôpital.

Des fois ça alourdit ta tâche de prendre soin de la famille. Ça prend du temps, mais après ça vaut le coup, parce qu'ils vont t'apporter plein d'informations, ils vont, un moment donné, peut-être t'aider dans les soins [...] en même temps, après, quand ils vont sortir de l'hôpital, toi tu seras plus là, mais eux vont être encore là, donc tu leur montres qu'ils sont capables.

De même, pour Isabelle, la famille peut aider l'infirmière en particulier quand le patient est en délirium, car la famille apaise le patient et peut aussi influencer sa façon d'agir :

La famille va beaucoup influencer l'attitude du patient. Des fois on a des patients qui sont en délirium, des patients qui sont agressifs et qui vont tout de suite changer parce que ceux en qui ils ont confiance ont confiance en nous.

Pour Béatrice, la famille apprécie d'être incorporée dans les soins donnés au proche qui est hospitalisé aux USI :

Essayer de les incorporer dans les soins, souvent, ça peut sembler ridicule, mais ils ont l'air tellement content quand ils peuvent faire quelque chose ».

Apprendre et se réaliser dans l'accompagnement de la famille

Étant donné qu'elles passent beaucoup de temps en compagnie du patient et de sa famille, les participantes de cette étude ont décrit cette occasion de développer des liens de rapprochement avec la famille. Pour elles, il s'agit d'un apprentissage, car elles ont peu d'expérience, ce qui ne s'avère pas toujours facile. Parfois, la détresse des familles est telle, que nos participantes ne savent comment réagir, quoi dire. De même, elles développent des sentiments de bienveillance et une familiarité à leur égard, elles éprouvent de l'empathie et apprécient ce contact privilégié d'être à leur côté: elles vivent l'expérience d'accompagner la famille. Cet extrait de l'entrevue de Dominique illustre l'appréciation de son rôle d'infirmière auprès des familles :

Le rôle avec les familles, j'aime vraiment ça parce que tu as le temps, plus souvent aux USI parce que tu as 1ou 2 patients [...] Je trouve que tu as plus le temps, peut-être qu'il y en a qui en ont besoin de beaucoup plus [...] je trouve ça vraiment le fun dans notre rôle qu'on puisse faire ça.

Isabelle partage aussi cet avis, elle trouve que c'est un privilège de pouvoir accompagner les familles surtout lorsqu'elles vivent des moments difficiles:

Moi je me dis que c'est une chance parce qu'on accompagne souvent les familles dans le pire moment. C'est toujours critique, rapide, un peu inattendu, c'est des fois le début d'une maladie, la fin de la vie. Moi j'adore être proche des gens.

De son côté, Guylaine décrit cette relation avec la famille comme un accomplissement professionnel, car elle se dit satisfaite de les avoir aidés :

Des fois on ressent un accomplissement professionnel. Quand on sent qu'on aide vraiment, que ce soit quand la famille sent que l'on a bien répondu ou qu'elle se sent en confiance.

Camille aussi apporte cette même dimension de satisfaction et de valorisation quand elle réussit à aider et à faire participer les familles. Et comme elle le spécifie, elle fait aux autres ce qu'elle aimerait qu'on lui fasse en de pareilles circonstances :

> *C'est valorisant quand on voit qu'un membre de la famille arrive, qu'il est stressé, qu'il comprend pas tout ce qui se passe, puis quand il quitte, on sait que maintenant, il comprend mieux et il nous en remercie. Ils se sentent impliqués, ils voient qu'on les fait participer, c'est valorisant aussi. J'aimerais ça que quelqu'un fasse la même chose si jamais j'ai un de mes proches qui serait hospitalisé.*

Ici, Camille use d'empathie à l'égard de la famille afin de comprendre ce qu'elle vit et pouvoir optimiser l'aide apportée. À cet effet, la plupart des participantes décrivent qu'elles ressentent de l'empathie pour les familles de leur patient. Par exemple, Francine explique que c'est de cette façon qu'elle parvient à aider les familles :

> *C'est pas évident pour eux, c'est pas évident pour nous, puis souvent ensemble ça ne marche pas du tout. Mais en se mettant à leur place à eux, être capable de comprendre ce qu'eux vivent, je pense que ça vient aider un peu et on peut réussir à faire quelque chose.*

Quoi qu'il en soit, ces familles vivent souvent de grands moments de détresse au travers desquels, les INDs décrivent leurs efforts pour les supporter, car selon elles, ce n'est pas toujours facile en raison de leur manque d'expérience. De son côté, Émilie décrit ces moments vécus par les familles comme étant difficiles autant pour elle que pour eux :

> *Les familles qui arrivent, surtout qu'on a beaucoup d'accidents, ça arrive soudainement, donc c'est un coup dur pour les familles et je pense que*

pour nous aussi c'est dur. C'est pas facile quand on commence, j'imagine même avec l'expérience, tu ne sais pas toujours quoi dire, mais je pense que c'est ça qui est dur.

Dominique aussi, décrit ces mêmes difficultés avec les familles et comme elle le spécifie, l'enjeu est de savoir quoi dire ou quoi faire quand elles sont en détresse :

Les situations critiques avec les familles, c'est pas évident. C'est souvent parce que les familles sont vraiment dévastées. Puis, quand tu commences, tu ne sais pas quoi dire, tu ne sais pas quoi faire.

Par la suite, elle ajoute que ce qui est d'autant plus difficile, c'est d'avoir d'un côté, le patient qui nécessite beaucoup d'attention en lien avec son état de santé très instable et de l'autre côté, il y a la famille qui elle, demande à être supportée :

Tu es tellement concentrée sur tes techniques, tu as la famille en pleurs, mais là en même temps, le patient ne va pas bien, alors là, tu ne sais pas trop comment gérer les deux.

Ce tiraillement est aussi décrit par Guylaine, où elle raconte elle se sent partagée entre les demandes de la famille et les besoins du patient :

L'aspect que je trouve difficile, c'est la famille. C'est là que ça devient plus corsé, vivre le stress de s'occuper du patient malade, instable et aussi vivre le stress de la famille triste qui veut des informations, qui veut savoir ce qui se passe, qui veut avoir de l'espoir.

Il semble aussi qu'être auprès des familles en détresse est une expérience bouleversante émotionnellement. Pour Hélène, ressentir le désarroi vécu par les familles est selon elle, ce qu'il y a de plus difficile :

> *Voir la détresse alentour, les voir partir avec leur sac à dos chez eux, c'est tellement, tu sais, tu les laisses aller, tu sais qu'ils n'ont pas de soutien, des psychologues, il n'y a rien de ça là. Puis annoncer la mort de quelqu'un, c'est pas le médecin qui fait ça! J'ai trouvé ça bien plus dur que tout ce qui est soins physiques!*

Isabelle fait le même constat, côtoyer les familles en détresse, c'est difficile émotionnellement :

> *En étant de nuit, je vois moins les familles, donc ça m'apporte moins de côtés qui me toucheraient plus. De voir les familles qui sont dévastées qui sont vraiment attristées, je le sais que ça, je me sentirais vraiment, vraiment plus touchée.*

Cependant, il arrive un moment, où l'expérience aidant, nos participantes commencent à être plus à l'aise et réalisent qu'en fait, il s'agit d'être soi-même, être authentique. Dominique décrit dans cet extrait qu'elle a appris comment agir avec les familles en regardant les infirmières d'expérience et en étant authentique:

> *Moi j'ai plus appris en regardant d'autres infirmières agir. Des anciennes infirmières, tu vois ce qu'elles disent, ce qu'elles font et en même temps, un moment donné, je pense qu'il faut laisser aller. Tu as tout le temps peur de dire quelque chose de pas correct, mais un moment donné, faut juste que tu sois toi-même. Il ne faut pas nécessairement dire quelque chose, juste d'être là.*

De même, voici une description semblable de la part d'Isabelle où elle explique qu'elle a trouvé « sa » propre façon d'être, en toute simplicité, auprès des familles pour les rassurer et les réconforter :

J'arrive à trouver la façon pour moi, d'être réconfortante et je trouve que des fois, étant donné que c'est très critique, on n'a pas besoin de faire beaucoup pour aider les gens. Des fois, il n'y a rien à dire, il n'y a rien à faire, juste de réconforter, de rassurer et pour moi, c'est vraiment un grand rôle.

Par la suite, elles deviennent parfois assez à l'aise pour développer une familiarité avec les familles et d'interagir avec bienveillance auprès d'elles. Adèle décrit ce lien qui se créer entre elle et la famille :

Les familles qui restent 24 h sur 24, là tu essaies de les convaincre d'aller chez eux : retournez chez vous, ça n'a pas de bon sens, vous ne dormez plus. Tu deviens quasiment « chumy » avec la famille. Il y a une famille, chaque soir je les croise : salut ça va bien. Si tu gardes le même patient, j'ai eu un patient pendant 3 semaines, toute la petite famille me connaît bien. C'est sûr, c'est super le fun parce que tu les connais vraiment bien.

Formation d'une unité patient-famille : humanisation du soin

Toutes les participantes ont décrit différents niveaux du rôle de la famille dans l'expérience d'hospitalisation d'un patient aux soins intensifs. Dans ces descriptions, il ressort l'image d'un ensemble formé du patient et de sa famille : un tout, une sphère, une unité. Les infirmières nouvelles diplômées de cette étude soulignent l'importance de « prendre soin » de cet ensemble. De même, il émerge de l'analyse phénoménologique qu'au-delà de cet ensemble, la famille peut même se substituer au patient dans le cas où celui-ci est dans un état de santé tel qu'il ne peut communiquer et interagir. À l'issu des deux sous-thèmes précédents, « Vers un partenariat infirmière-famille » et « apprendre et se réaliser dans l'accompagnement de la famille », il est observé que les INDs modifient leur perspective du patient à mesure qu'elles développent une relation avec la famille. Dans cette perspective, il semble que la famille apporte une dimension humaine au patient et conséquemment, humanise le soin.

Dans l'extrait qui sera présentée, Dominique décrit de quelle façon la famille peut se substituer au patient : Le patient, ça devient la famille quand tu as zéro contact avec le patient, ou qu'il est en mort cérébrale, bien, c'est avec la famille dans ces temps là que tu peux avoir ce contact-là. Par la suite, Dominique décrit sa perspective de l'ensemble patient-famille :

> *En fait, il ne devrait pas avoir de patient et de famille. Il devrait y avoir le patient et sa famille, comme dans une sphère.*

Similairement, Guylaine décrit que le « prendre soin », s'adresse autant au patient qu'à la famille, car ils forment un ensemble:

> *C'est aider le patient et la famille, c'est comme un seul je pourrais dire. C'est comme ça que je le perçois aussi. Parce que le patient est arrangé quand même avec la famille et son entourage, donc si j'aide le patient, faut que j'aide la famille. C'est comme un ensemble.*

Pour sa part, Adèle décrit cette même perspective qu'elle tient de sa formation en soins infirmiers; le patient et la famille forme un tout :

> *Le patient, la famille fait partie de lui [...] tu as ton patient, mais la famille fait partie de ton patient [...] parce que moi j'ai étudié la démarche McGill et c'était ça.*

Cette façon de considérer le patient et la famille semble tributaire de cette relation particulière qui se crée entre l'infirmière et la famille. À savoir que la famille va progressivement « prendre la place » du patient. Dans l'extrait d'entrevue, Francine explique comment s'effectue ce transfert vers la famille:

> *Quand on a une personne qui va beaucoup moins bien, qui est intubée, la relation est moins là. Souvent la famille va plus l'être de l'autre côté [...] la relation avec le patient est moins là parce que le patient est sédationné ou peu importe [...]. La famille va être plus présente, parce qu'ils deviennent plus anxieux, donc la relation avec le patient devient un peu celle avec la famille.*

De la même façon, Isabelle décrit que lorsqu'il y a impossibilité de communiquer et d'interagir avec le patient, elle se rattrape avec la famille :

> *Je pense que je me rattrape avec les familles puis quand il parle, bien, je me rattrape encore plus!*

L'analyse a aussi permis de décrire un changement de perspective pour l'infirmière, qui consiste en une nouvelle façon de concevoir le patient, et ce, au contact de la famille. En effet, la famille amène nombre d'informations permettant de mieux connaître ce patient qui est traité aux soins intensifs. Des renseignements qui permettent à l'infirmière de développer une compréhension de cette « personne » et conséquemment, de lui rendre son individualité. Béatrice décrit dans cet extrait, qu'il est bénéfique pour la famille de parler de l'être cher qui est hospitalisé, mais que parallèlement, elle leur témoigne que le patient est considéré en tant que « personne » pourvue d'une identité propre :

> *Essayer de les faire parler du patient [...] ils avaient l'air bien content. Surtout les parents, les faire parler de leur enfant. Si à la maison, il a des frères, ou des sœurs. S'il y a une photo au mur, on pose des questions. Ils*

avaient peut-être l'impression que justement, on prend en considération la personne, leur vécu, des choses comme ça. C'est pas juste une maladie, on veut comprendre le patient.

De même, Isabelle décrit comment la présence de la famille permet de préserver l'intégrité de la personne et de rompre avec une pratique mécanique:

> *En étant de nuit, je vis moins ce côté-là* (présence de famille) *donc peut-être que je suis peut-être un petit peu machinale dans mes soins, dans ma façon de penser. Je vois le patient comme une personne, mais je vois moins son côté dynamique familiale. Je vois moins sa personnalité.*

À l'issu de ce troisième thème, il apparaît que les INDs de cette étude s'assurent de répondre aux besoins d'information des familles et s'organisent aussi pour les impliquer dans les soins donnés au patient. D'un autre côté, la famille apporte des informations sur le patient qui peuvent être utiles à l'infirmière et à l'équipe de soins. Ainsi, les INDs tentent de développer une relation de confiance et de collaboration avec la famille. Bien qu'à certains moments, la présence de la famille peut être agaçante et demander une certaine adaptation, il semble qu'il s'agisse là, parfois, d'un passage obligé vers le développement d'une relation avec celle-ci. Aussi, les participantes apprécient le contact avec les familles et considèrent comme un privilège et un accomplissement professionnel de pouvoir les accompagner et de les supporter dans leurs moments de désarroi. Bien qu'elles remettent en doute leurs compétences à accompagner les familles, elles concluent qu'elles doivent avant tout, être authentiques, être là, présentes avec eux. Enfin, nos participantes considèrent que le patient et la famille forment une même entité et c'est de cet ensemble qu'elles prendront soin. Par la présence et les interactions avec la famille, les INDs, développent ainsi une nouvelle vision du patient, instillant une dimension plus humaine à leur approche et aux soins donnés.

Pour conclure, trois thèmes se dégagent de cette analyse des données dans le cadre de cette recherche sur la description de l'expérience vécue du « prendre soin » dans l'accompagnement d'un patient qui nécessite des soins intensifs pour assurer sa survie, chez les infirmières nouvellement diplômées : 1) pratique infirmière technique complétée par le recours aux appareils technologiques, 2) le soin : être là pour et avec la personne, 3) s'investir dans l'accompagnement de l'unité patient-famille: humanisation soins. L'essence qui a émergé de cette analyse phénoménologique est présentée à la section suivante.

L'essence du phénomène

Il est suggéré par Giorgi (1997, 2009) que la saisie de l'essence du phénomène s'effectue selon la méthode de variation libre et imaginaire. Fondée sur l'intuition du chercheur, il s'agit de découvrir un sens fondamental au phénomène, ses caractéristiques essentielles. Conséquemment, l'analyse en profondeur des unités de signification, de l'interaction des sous-thèmes et d'une réflexion en profondeur ont permis l'émergence de l'essence du phénomène.

L'ensemble de ces trois thèmes s'articule tel un processus, car la description du « prendre soin » chez les participantes évolue à travers la connaissance qu'elles développeront de leur patient. Tout d'abord, elles s'investissent dans un soin technique du patient traité aux soins intensifs, une « prise en charge » qui consiste en la surveillance, l'évaluation et l'exécution des traitements. Une culture technique, rationnelle et instrumentale sous-tend ici le prendre soin.

Cependant, l'importance tout autant que l'appréciation à entrer en relation avec le patient en marge d'une conscience bienveillante, encouragent les INDs à arrimer une pratique technique à l'aspect relationnel de leur rôle. Une transition de la description du « prendre soin », s'opère ici, alors que les INDs développent une capacité à transcender les appareils technologiques; une relation s'établit, un attachement se développe. Toutefois, ce lien se réalise principalement par le développement d'une connaissance de la vie personnelle du patient. Et l'accès au « monde » du patient est apporté principalement par la famille, les amis, les proches qui sont à son chevet et qui apportent nombre d'informations permettant aux INDs de développer une compréhension de leur patient.

De fait, toutes les participantes ont à un moment ou à un autre exprimé l'importance que revêt la présence de la famille aux USI. Elles la décrivent comme formant un tout avec le patient, un ensemble et le « prendre soin » s'adresse à cette totalité. Ce qui peut expliquer que lorsque le patient est inconscient ou incapable d'interagir, l'aspect relationnel du soin se développera malgré tout, mais avec la famille, car elle fait partie de cette même globalité. Bien que la famille semble être parfois une source d'irritation, l'établissement d'une collaboration ou d'un partenariat avec celles-ci favorise un climat d'entente. Enfin, un rapprochement s'établit entre les INDs et la famille, où les participantes expriment de l'empathie et décrivent ressentir leur détresse. Cette expérience d'accompagner les familles s'avère parfois malaisée pour les INDs en raison de leur manque d'expérience, mais elles réalisent qu'elles doivent avant tout être authentiques. De surcroît, le fait de développer une relation avec la famille, d'avoir cette proximité avec eux transforme la perception que les participantes se font de leur patient : il devient un membre de la famille - une personne à part entière. Ce qui, selon certaines participantes, permet d'éviter une déshumanisation des soins. Le prendre soin devient justifié : il y a quelqu'un, une personne, un être humain qui vit l'expérience d'être aux soins intensifs.

Dans ces circonstances, la description du « prendre soin » chez les infirmières nouvellement diplômées d'un patient traité aux soins intensifs se décrit comme une approche avant tout centrée sur les appareils technologiques et leur manipulation (technocentrée). Une approche qui s'arrime à une relation interpersonnelle s'instaurant progressivement entre elle et l'unité patient-famille. Prendre soin devient l'accompagnement de l'unité patient-famille. L'analyse des trois thèmes a permis l'émergence de cette essence. Le prochain chapitre présente la discussion des résultats où les principaux thèmes seront explorés et interprétés à la lumière de la littérature.

Discussion

Ce dernier chapitre présente la discussion des différents résultats de cette recherche. À l'issu de l'analyse phénoménologique, certains éléments sont apparus comme étant centraux à la description du prendre soin d'un patient traité aux soins intensifs chez les INDs. De la sorte, ceux-ci seront explorés à la lumière de la littérature. Par la suite, seront exposées les limites et les recommandations pour les sciences infirmières en lien avec la recherche, la formation, la pratique et la gestion.

En guise de rappel, les trois thèmes extraits de l'analyse phénoménologique sont, 1) pratique infirmière technique complétée par le recours aux instruments technologiques, 2) le soin : être là pour et avec la personne et 3) s'investir dans l'accompagnement de l'unité patient-famille : humanisation du soin. Ceux-ci ont permis l'émergence de l'essence du phénomène soit que l'expérience du « prendre soin » d'un patient traité aux soins intensifs, chez les infirmières nouvellement diplômées est décrit comme étant à priori, une démarche *technocentrée* qui évolue vers l'établissement d'une relation entre les INDs et l'unité patient-famille et au sein de laquelle le patient devient un être humain à part entière.

La description de l'établissement de la relation avec le patient et sa famille représente le cœur de cette étude, car ils témoignent de la transformation de la signification du « prendre soin ». En fait, les participantes ont, de prime abord, dépeint une pratique où la réalisation de tâches techniques, la surveillance et l'utilisation des appareils technologiques sont fondamentales. Mais au fur et à mesure qu'elles apprennent à connaître le patient, elles s'investissent dans une relation où elles développent un attachement, personnalisent le soin et deviennent centrées sur l'expérience vécue de ce dernier. Leur perspective change, le patient devient une personne humaine, un *être-dans-le-monde*. Toutefois, cette transformation s'opère principalement au contact de la famille qui permet l'ouverture vers le « monde » de cette personne dont elle fait elle-même partie. La relation, le prendre soin s'établit donc entre l'infirmière nouvellement diplômée et cet ensemble formé du patient/personne et sa famille. Fort est de constater au terme de l'analyse que les INDs sont investies de valeurs humanistes, d'une intention de bienveillance et de notions théoriques de soin humain qui les exhortent à établir cette relation avec l'unité formée par le patient et sa famille.

En conséquence, les points suivants seront explorés dans le cadre de la discussion; 1) d'une pratique *technocentrée* vers l'établissement d'une relation, 2) les valeurs humanistes et l'intention de bienveillance : assises du prendre soin et 3) La famille comme l'élément clé d'une humanisation des soins

D'une pratique *technocentrée* vers l'établissement d'une relation

Dans un premier temps, cette description du prendre soin, centrée sur l'aspect technique, rationnel et la manipulation des appareils technologique chez les INDs appelle à un raisonnement émis par Jean Watson (1988, 1999, 2008). Celle-ci mentionne que les avancées des sciences et de la technologie, engendrent une perspective essentiellement physique du corps soit, désincarné de sa pensée, de sa conscience et de ses expériences. Selon Watson (1988), la profession infirmière doit s'inspirer de notions scientifiques certes, mais avant tout, elle se veut complémentaire à l'approche curative de la médecine moderne, car elle ancre sa pratique sur des valeurs humanistes. À la lumière de l'analyse, c'est ce que les INDs s'évertuent à réaliser : arrimer leur pratique technique à l'aspect relationnel de leur rôle.

Également, Watson (1999) allègue que dans les milieux modernes de prestation de soins, l'on confère reconnaissance et admiration à ceux qui détiennent de l'expertise technique et des connaissances scientifiques plutôt qu'à la valorisation des autres dimensions de la pratique infirmière, celles qui s'adressent aux soins et à l'émerveillement de la personne humaine. Et pour cause, Watson (1999) avance que les pays industrialisés deviennent excessivement technocratisés et qu'il émerge en leur sein une culture technique / rationnelle / instrumentale chez les infirmières. En foi de quoi, l'emphase est mise sur la satisfaction des demandes provenant des technologies au dépend d'un soin digne et humain (Watson, 1988).

À ce sujet, l'étude ethnographique de Crocker et Timmons (2009) apporte certaines nuances. Ces chercheurs ont décrit une association entre différentes perspectives des appareils technologiques et le niveau d'expérience des infirmières. Comparativement aux infirmières ayant peu d'expérience, les plus expérimentées décrivent une technologie dite « transformée » puisque les appareils technologiques sont considérés comme des outils qui facilitent la pratique, optimisent les traitements et améliorent la santé physique des patients. Dans la mesure où ils sont « dirigés » par les infirmières et utilisés selon des objectifs axés sur le bénéfice du patient, ils font partie intégrante de la pratique infirmière. Justement, Crocker et Timmons (2009) mentionnent que les infirmières d'expériences considèrent les appareils comme des « technologies transformées » et évoquent l'importance d'avoir une perspective holistique du patient, donc, de les dépasser et de se centrer sur le patient. Ainsi, parce que les INDs décrivent cette même perspective des appareils technologiques, il est manifeste que malgré peu d'années d'expérience, elles les intègrent déjà à leur processus de soin et sont aptes à les transcender et à cultiver une approche centrée sur le patient.

Dans un même ordre d'idées, nos résultats corroborent ceux de la recherche phénoménologique réalisée par McGrath (2008) sur l'expérience de « prendre soin » chez des infirmières de soins intensifs (possédant plus de trois années d'expérience) en Irlande. Tout comme les INDs, ces infirmières (n=10) ont décrit le développement d'un rapprochement et d'une profonde empathie, source de l'établissement d'une véritable relation entre elles et leur patient. Selon elles, la nécessité d'être présentes en continu au chevet de leur patient pour assurer surveillance et manipulation des appareils technologiques, explique cette relation. Toutefois, l'auteure avance que les infirmières de peu d'expérience présentaient même des difficultés à dépasser les technologies et à se centrer sur le développement d'une relation. Par contraste aux conclusions de McGrath (2008) et de façon novatrice, les INDs soulignent l'importance de l'établissement d'une relation soignant-soigné, et ce malgré qu'elles possèdent moins d'une année d'expérience.

Cependant, l'établissement d'une communication au caractère de fonctionnalité précède le développement d'une relation. Ce que Finke, Light et Kitko (2008) ont aussi mis en lumière dans une revue systématique sur l'efficacité de la communication entre les infirmières et les patients ayant des besoins complexes de communication (intubation, AVC, trachéotomie). Selon eux, les échanges entre les infirmières et les patients seraient la plupart du temps axés sur les tâches effectuées en association avec les besoins physiques du patient, les procédures médicales. Bien que cette visée de la communication corrobore nos résultats, il demeure que les INDs ont comme objectif de mieux comprendre et de répondre aux besoins du patient de façon plus personnalisée; elles veulent le bien de leur patient.

Ainsi, en dépit des arguments théoriques avancés par Nagle (1999), Locsin (2001) et Barnard (2002) à l'effet que les technologies dans la pratique infirmière favorisaient le développement d'une culture technocrate susceptible d'apporter une perspective mécanique à la profession infirmière, l'analyse phénoménologique du « prendre soin » d'un patient traité aux soins intensifs apporte une nouvelle perspective. Elle décrit certes une pratique mécanique en lien avec les instruments technologiques, mais sous-tend aussi le développement d'une relation, d'un attachement entre l'infirmière et le patient dont elle a soin.

Les valeurs humanistes et l'intention de bienveillance : assises du prendre soin

Compte tenu de ce qui précède, force est de constater que les INDs sont investies de valeurs humanistes, fondement de leur description du « prendre soin ». En effet, elles font preuve d'altruisme et d'une intention de bienveillance à l'égard du patient traité aux soins intensifs. Une recherche descriptive ($\propto$ Cronbach 0,90) réalisée par Thorpe et Loo (2003) sur les valeurs d'étudiantes (n=152) de premier cycle en soins infirmiers dans une Université canadienne, présente des résultats semblables. L'altruisme, présenté comme le désir d'aider les gens avec des problèmes (Thorpe & Loo, 2003), a été reconnu comme l'une des valeurs les plus importantes. Pour ces auteurs, ce constat est logique puisqu'il s'agit de l'une des caractéristiques essentielles à la profession infirmière et qui justifie probablement le choix de carrière de ces étudiantes. Cependant, Haigh (2007) allègue que les valeurs que détiennent les étudiantes peuvent être affectées par les éducateurs auxquels elles sont confrontées. Il explique que les croyances philosophiques, les compréhensions conceptuelles et les valeurs que les éducateurs adoptent eux-mêmes forment l'essentiel de leur contribution aux étudiants.

Néanmoins, Maben, Latter et Macleod Clark (2007), exposent que les milieux de travail minent les perspectives des infirmières quant à leur profession. En effet, les différentes contraintes retrouvées dans les milieux de travail et un manque de modèles de rôle appropriés sont susceptibles de les empêcher d'implanter leurs croyances en des valeurs et idéaux humanistes dans leur pratique de soin.

Or, considérant que l'analyse a permis de découvrir que les INDs sont investies du désir d'aider leur patient, il est suggéré dans le cadre de cette discussion, que les unités de soins intensifs sont des milieux de pratique offrant des conditions soutenant l'adoption de telles valeurs. De fait, McGrath (2008) apportait comme constat, qu'étant donné que les appareils technologiques par leur manipulation, sollicitent l'infirmière et obligent à une présence constante auprès du patient, créer une conjoncture qui favorise l'empathie et l'établissement d'une relation avec celui-ci.

Manifestement, l'analyse phénoménologique a permis de décrire que communiquer, établir une relation et prendre soin s'appuient sur une intention de bienveillance. Ici, nos résultats corroborent ceux de l'étude qualitative descriptive de Wilkin et Selvin (2004) dont le but était d'explorer le sens du prendre soin (caring work) chez des infirmières de soins intensifs ayant plus d'un an d'expérience (n=12). Tout comme les INDs, dans une reconnaissance de la vulnérabilité de leur patient, elles décrivent l'importance d'assurer son confort, de reconnaître ses besoins et que les soins infirmiers s'adressent à la personne dans sa globalité; dimensions physiques, psychologiques, sociales, spirituelles et culturelles. En outre, le concept du soin est décrit tel un « processus thérapeutique interpersonnel » pour cette combinaison de l'aspect technique des tâches avec le recours aux appareils technologiques et l'aspect affectif du soin et de la relation. Plus précisément, l'analyse phénoménologique reprend une description semblable du prendre soin décrit par Wilkin et Slevin (2004) : les INDs allient à une pratique technique un aspect relationnel. À la différence que la recherche de Wilkin et Slevin (2004) a été réalisée auprès d'infirmières de soins intensifs ayant plus d'une année d'expérience. Ce qui appel à considérer que l'expérience ne fait pas nécessairement foi des compétences relationnelles réalisées avec le patient.

Dans un même ordre d'idées, il semble que l'intention de bienveillance des INDs, leur permettent de transcender les technologies, de développer une relation et de s'investir auprès de la famille, ce qui, dans le cadre d'une étude qui s'adresse aux infirmières nouvellement diplômées travaillant aux soins intensifs, sont des résultats novateurs. Cependant, plusieurs textes théoriques permettent de mieux comprendre cette dimension « intention » dans le prendre soin d'un patient. De fait, Watson (Watson, 2002) mentionne que l'intentionnalité transcende le physique vers l'objet de l'attention et se veut ainsi un procédé intellectuel, une reconnaissance, une représentation mentale qui dirige l'action, l'intention de soigner. L'intention de *caring* définit ici comme étant de se centrer sur la personne, dans le moment présent, dans une conscience bienveillante, aimante, promouvant l'intégrité de la personne et vouant un profond respect à ce qui émerge de la subjectivité de son expérience vécue. Ces arguments théoriques appuient les résultats obtenus dans le cadre de notre recherche voulant que les IND soient habitées d'un désir d'apporter bien-être, confort et dignité à leur patient tel que mentionné précédemment.

Or, cette intention est préliminaire à l'établissement d'une relation transpersonnelle de *caring* telle que décrite dans la philosophie de Watson (1985, 1988, 1999, 2008). La nature de cette relation survient lorsque l'infirmière, authentiquement présente, entre dans ce moment de connexion entre son esprit et celle de son patient, un moment qui transcende le temps et l'espace. L'infirmière devient sensible, alerte et réceptive, entre dans le « monde » de son patient, entend et voit ces indices verbaux et non verbaux pour saisir le vécu de la personne. Tout comme nos participantes qui décrivent cette attention portée au patient afin de comprendre ce qu'il veut dire, saisir comment l'aider, percevoir la souffrance vécue, etc. Watson précise aussi que cette intention se réalise dans tous actes, gestes, procédures, divulgation d'informations, par le toucher, la voix, les sons apaisants, les expressions verbales, les tâches scientifiques ou techniques qui communiquent un soin à l'autre. Toutes ces formes de communication humaines, professionnelles, personnelles et actions contribuent à une connexion interpersonnelle de *caring*. Ainsi, parce qu'il y a intention de bienveillance, les communications mêmes de type fonctionnelles évoquées par les INDs peuvent être associées à l'instauration d'une relation transpersonnelle de *caring*.

Enfin, dans ce – *caring moment* – où l'infirmière est entièrement présente à son patient, elle transcende l'apparence physique, la maladie, le diagnostic, elle rencontre le patient comme un être unique qui vit une situation unique. Ainsi, comme il a été décrit dans la présente recherche, en s'impliquant dans le développement d'une relation transpersonnelle de *caring*, les INDs prennent conscience que les patients traités aux soins intensifs, au-delà d'un diagnostic, sont des personnes qui ont vécu; des *êtres-dans-le-monde*. De façon novatrice, ces descriptions témoignent que les infirmières nouvellement diplômées prennent conscience qu'elles ont soin d'un être humain à part entière.

La famille comme l'élément clé d'une humanisation des soins

Néanmoins, la condition physique dans laquelle se retrouve le patient traité aux soins intensifs ne facilite pas l'établissement d'une relation. C'est ici que la famille entre en ligne de compte, car elle ouvre la voie vers le « monde » du patient, elle rompt l'anonymat dans lequel il est plongé. D'autant plus, que la famille fait elle-même partie de ce « monde ». D'où cette conceptualisation du patient et de sa famille décrite par nos participantes à l'effet qu'ils forment une unité, un ensemble. De surcroît, Watson (2008) mentionne que prendre soin et l'établissement d'une relation ne sont pas fondés sur un modèle individuel, ils doivent préférablement irradier de soi vers les autres, vers la famille, la communauté, etc. Ainsi, la relation ne s'adresse pas qu'à un seul individu, mais rayonne jusqu'à la famille, le monde qui entoure le patient.

Des résultats semblables ont été soulevés dans une recherche herméneutique réalisée par Stayt (2007) portant sur l'expérience de prendre soin des familles, chez les infirmières (n=12) ayant une moyenne d'expérience de 8,75 ans (σ : 3,95 ans) sur un département de soins intensifs. Ainsi, similairement aux résultats de Stayt (2007), les INDs décrivent un embarras lorsqu'elles interviennent auprès des familles et qu'elles les perçoivent parfois comme un obstacle à la réalisation des tâches. Il est aussi exposé que les infirmières ne se réfèrent à aucune ligne de conduite institutionnelle ou à des standards de pratique pour guider leur façon d'être auprès des familles dont le proche est traité aux soins intensifs. En fait, certaines ont précisé que les notions apprises à l'école en matière d'approche à la famille ne sont pas applicables à la réalité des milieux de pratique moderne.

Dans un même ordre d'idées, une recherche qualitative réalisée chez des infirmières de soins intensifs (n=14) par Zaforteza, Gastaldo, de Pedro, Sanchez-cuenca et Lastra (2005)sur les facteurs qui influencent les relations avec les familles soulèvent des constats semblables. Cette étude effctuée en Espagne, s'est réalisée en deux étapes (observation et entrevues) auprès d'infirmières ayant entre deux et 20 ans d'expérience. Leurs participantes, tout comme les INDs, ont exposé qu'elles ne sont pas formées adéquatement pour intervenir auprès des familles et se questionnent souvent sur la qualité de leur interactions avec les familles des patients hospitalisés aux USI. Selon ces chercheurs, cet aspect soulève le manque de formation, de « compétences sociales » face à la détresse des familles, la façon de les aborder et de les informer. Ces résultats apportés par Zaforteza et ses collaborateurs (2005), corroborés par Stayt (2007) et par la présente recherche permettent, semble-t-il, de comprendre l'expérience parfois ardue de l'adaptation à la présence de la famille et l'établissement d'une relation avec eux. Considérant que ce décalage entre les notions théoriques et la pratique est source de difficulté dans les interventions auprès des familles et engendre des perceptions négatives à leurs égards, ces constats soulignent que les infirmières nouvellement diplômées ont besoin d'être outillées et formées plus adéquatement au niveau de l'approche aux familles.

Malgré ces difficultés, les INDs persévèrent et apprécient l'implication de la famille dans l'expérience d'hospitalisation du patient traité aux soins intensifs. Ces mêmes constats se retrouvent dans une recherche qualitative descriptive menée par Angström, Uusitale et Angström (2011) chez des infirmières de soins intensifs (n=8) sur leur expérience de l'implication des familles dans les soins donnés. La moyenne d'année d'expérience de cet échantillon était de dix ans et les participantes étaient âgées en moyenne de 37,5 ans. D'après leurs conclusions, les familles favorisent l'obtention d'un portrait global du patient permettant d'individualiser les soins et de favoriser l'établissement d'une meilleure relation avec ce dernier. En fait, l'implication de la famille permet de voir le patient comme un être humain à part entière, plutôt que cette image du « patient malade ». Tout comme décrit par les INDs, la contribution de la famille permet selon elles, d'éviter la déshumanisation et d'offrir des soins de qualité. Ainsi l'importance de l'implication des familles dans l'expérience d'hospitalisation du patient, l'établissement de la relation et le changement de perception que l'INDs a du patient traité aux soins intensifs s'avèrent novateurs et soulignent encore une fois, une intention de bienveillance et un désir d'humanisation en marge de leur description du « prendre soin ».

Williams (2005) a aussi développé cette notion de compréhension du patient favorisée par la contribution de la famille dans un contexte de soins intensifs. Suite à cette recherche réalisée auprès d'infirmières (n=14), il expose que les contacts avec la famille permettent d'apprécier le patient pour ce qu'il est, de parvenir à interpréter et à comprendre ses réactions. Des infirmières seniors ont spécifié, à la différence d'infirmières moins expérimentées qu'il est important d'évaluer le patient de façon globale et qu'en côtoyant la famille, elles découvrent une compréhension de le personne traitée aux USI. Bien que les INDs ne possèdent pas l'expérience clinique des infirmières de la recherche de Williams (2005), elles décrivent de façon semblable et novatrice pour leur niveau d'expérience, l'importance de la contribution de la famille dans l'humanisation de leur « prendre soin ».

Dans cette mesure, la famille devient un élément important du prendre soin du patient traité aux soins intensifs, et ce, à un point où elle devient une partie intégrante du patient, formant un tout : un ensemble. Ainsi, parce qu'elles perçoivent la famille et le patient comme une même entité, il est envisagé que les INDs de cette étude trouvent suppléance dans la relation avec les familles lorsque le patient est inapte à interagir. En développant une relation avec la famille, elles rejoignent simultanément le patient. Il apparaît que ce résultat est novateur, et ce, particulièrement dans un contexte québécois de soins intensifs et qui plus est, chez des infirmières qui ont moins d'un an d'expérience.

Toutefois, cette expérience vécue chez les INDs relativement à la famille s'apparent à celle décrite par Walter (1994), en termes de changement dans le « focus » de la pratique. Ce dernier a étudié ce concept dans une recherche herméneutique portant sur la pratique infirmière dans des unités de soins intensifs en Australie (n=8). L'un des thèmes ayant émergé de son analyse, consiste en la découverte de l'identité du patient et propose que « prendre soin » d'un patient traité aux soins intensifs, sous-tend le développement d'une compréhension de celui-ci : connaître sa personnalité et le monde dans lequel il vit. Ce processus serait facilité par la présence des proches qui fournissent des informations et qui partagent ce qui est important pour le patient, ils deviennent, selon cet auteur, « la voix du patient ». Les infirmières ayant participé à sa recherche avancent que les proches donnent une « signification » au prendre soin du patient. Conséquemment, leur implication rend la technologie « transparente » ce qui donne lieu à un déplacement du centre d'intérêt de l'infirmière vers l'expérience vécue du patient et selon l'auteur, humanise le soin. De fait, notre analyse phénoménologique a permis de décrire des arguments et un processus semblable. Les INDs décrivent que la présence de la famille favorise une pratique moins mécanique donc plus humaine et qu'entendre la famille verbaliser au sujet du patient permet de le découvrir en tant qu'individu, contribuant à une individualisation et une humanisation des soins.

Au terme de cette discussion, force est de constater qu'une relation transpersonnelle de *caring* avec le patient et l'unité patient / famille s'établit dans un idéal moral qui selon Watson, promeut et préserve la dignité humaine. Ainsi, la signification globale du phénomène à l'étude, amène à une reformulation de l'essence comme étant : Prendre soin d'un patient traité aux USI chez des infirmières nouvellement diplômées, est décrit comme une démarche a priori *technocentrée* qui évolue vers l'établissement d'une relation transpersonnelle de *caring* avec l'unité patient-famille et au sein de laquelle le patient devient un être humain à part entière

Enfin, les infirmières participantes à la présente étude sont nouvellement diplômées et possèdent moins d'un an d'expérience comparativement à celles retrouvées dans les écrits infirmiers. En effet, plusieurs recherches ont été réalisées auprès d'infirmières dont la moyenne d'années d'expérience frôlait les dix ans. De surcroît, les INDs œuvrent dans un contexte québécois de soins intensifs, alors que les écrits infirmiers recensés se positionnent au sein de contextes australien, américain, anglais, etc. Ainsi, cette recherche décrit de façon novatrice l'expérience de prendre soin d'un patient traité aux soins intensifs en apportant une description plus approfondie de l'expérience vécue du prendre soin d'un patient traité aux soins intensifs chez les INDs et elle met en évidence, la contribution de la famille dans l'humanisation des soins.

Les limites de l'étude

Malgré un niveau d'expérience de travail et un âge semblables, il demeure que deux participantes avaient une formation collégiale comparativement à sept qui avaient étudié à l'université. Il est plausible que cette caractéristique ait influencé les résultats. Toutefois, la taille de l'échantillon a été obtenue par la saturation des données et est appropriée pour une approche phénoménologique. D'autre part, il est possible que le peu d'expérience de l'étudiante chercheuse en matière de réalisation d'entrevue puisse avoir été susceptible de limiter la qualité des données recueillies. De même, étant donné que l'étudiante chercheuse possède plusieurs années d'expérience aux soins intensifs, il est possible qu'elle ait eu tendance à interpréter différemment les données.

Afin de limiter ces diverses influences, l'étudiante chercheuse effectuait un retour sur chacune de ses entrevues, les réécoutait afin de cibler les impairs, les questions mieux ou moins bien comprises dans le but de se réajuster et de réaliser des rencontres au discours plus riche. De même, un suivi conjoint avec son comité de direction a été effectué afin de s'assurer de la concordance entre les données brutes et l'analyse. Dans un même esprit, afin de limiter un biais de désirabilité sociale l'étudiante chercheuse reformulait certaines questions au cours de l'entrevue, revenait sur certaines réponses et amenait les participantes à bien élucider leurs réponses.

Enfin, en raison de la description étoffée de la population, cette recherche serait transférable si réalisée dans des conditions de similarité contextuelle. De surcroît, les résultats pourraient aussi offrir une piste de réflexion pour les autres milieux de soins intensifs qui reçoivent des INDs ou des CEPIs.

Les recommandations pour les sciences infirmières

Recommandations pour la recherche

Cette étude offre de nouvelles perspectives de recherche, pouvant être réalisées par le biais de devis quantitatifs, relativement à l'établissement d'une corrélation entre la formation initiale reçue ou le type de programme d'intégration et la description du « prendre soin » d'un patient traité aux soins intensifs. De même, plusieurs recherches ont déjà été réalisées sur l'expérience des familles lors de l'hospitalisation d'un proche aux soins intensifs. Cependant, il y a peu d'études portant sur le vécu des INDs au sujet de leur expérience d'accompagner les familles dans un contexte de soins intensifs. Étant donné que la présente recherche à mis en évidence l'importance de la présence des familles pour les jeunes infirmières, il serait aussi intéressant de développer la description du « prendre soin » de la famille dans un contexte de soins intensifs où elle semble prendre une place significative.

Dans un même ordre d'idées, les participantes ont décrit des différences entre les unités de soins généraux et les soins intensifs entre autres au niveau de la surcharge de travail qui engendre des difficultés majeures au développement de la connaissance de leurs patients et la possibilité d'établir des relations satisfaisantes avec ceux-ci et leur famille. D'où la pertinence d'évaluer la différence entre la description du « prendre soin » chez les infirmières des soins intensifs et celles qui travaillent dans les unités de soins généraux.

Recommandations pour la formation

Nos participantes ont souligné l'importance d'acquérir un savoir-faire et un savoir-être pour accompagner les familles, car elles ne se sentent pas suffisamment outillées. La présence de ce décalage entre la théorie et la pratique pointe vers la nécessité de revoir les programmes de formation donnés lors de l'intégration dans ces unités en ce qui a trait à l'accompagnement des familles (Zaforteza, et al., 2005). Il pourrait être aussi intéressant de sensibiliser les étudiantes infirmières à même le cadre de leur formation initiale, sur les répercussions de l'introduction des instruments technologiques dans la pratique infirmière. À cet effet, Barnard (2002), Locsin et Purnell (2007) recommandent que les futures infirmières développent un sens critique en lien avec l'application parfois outrancière des instruments technologiques et qu'elles acquièrent parallèlement une conception de leur rôle d'infirmière telle une médiatrice entre la technologie et le patient.

Recommandations pour la pratique

Nos résultats ont mis en évidence l'importance de la présence des familles au chevet de leur proche dans un contexte d'hospitalisation aux soins intensifs. Pour cette raison, nous soulignons la nécessité de revoir les possibilités et l'ouverture des unités de soins intensifs à l'implication des familles dans les soins et leur présence au chevet de la personne hospitalisée. En fait, il faut revoir la place que l'on veut accorder à la famille dans un contexte d'hospitalisation de leur proche.

Recommandations pour la gestion

Cette recherche porte à l'attention que les INDs ont leur place dans les unités de soins intensifs, car elles sont investies de valeurs promouvant un soin humain et qu'il apparaît, selon nos résultats que ces milieux permettent l'instauration de telles assises dans leur pratique. Notamment, des points positifs à l'intégration précoce des INDs aux soins intensifs sont soulevés dans une recherche descriptive de Muldowney et Mckee (2011), caractérisant ces unités de « bons milieux » d'apprentissage. Cependant, leur intégration doit être réalisée de façon à atténuer la divergence entre la théorie et la pratique, en promouvant les modèles de rôle tel que suggéré par Henderson (2002) et Maben et al. (2007). Ainsi, peut-être y aurait-il lieu d'instaurer des politiques d'uniformisation de l'intégration des INDs dans les unités de soins intensifs.

D'autre part, étant donné les répercussions positives qu'engendre l'intégration des familles telles qu'elles sont exposées dans les résultats de cette recherche, la mise en place de politiques promouvant le soutien et l'intégration des familles dans les unités de soins intensifs devrait être envisagée.

Conclusion

Cette recherche a permis de décrire l'expérience vécue de « prendre soin » du patient qui nécessite des soins intensifs pour assurer sa survie, chez des infirmières nouvellement diplômées. Bien que l'essentiel de leur pratique soit dépeint comme une approche *technocentrée*, elles sont investies de valeurs humanistes et d'une intention de bienveillance qui incitent au développement d'une relation de *caring* avec le patient et sa famille. Ce lien avec la famille permet de découvrir qui est le patient, d'apprendre à le connaître, d'aller au-delà du problème de santé et des appareils technologiques qui l'entourent; il devient un être humain. Le « prendre soin » devient plus humain, personnalisé et centré sur l'expérience vécue de la personne et s'adresse tout autant à la famille qu'au patient; ils sont une même unité.

Qui plus est, cette recherche signale l'importance d'intégrer la famille dans les unités de soins intensifs, et ce, dans une intention de favoriser des soins plus humains. Mais surtout, il faut préciser que ce sont de jeunes infirmières qui, bien qu'elles soient à leur début dans la pratique infirmière, tendent vers le respect, la promotion de la dignité de la personne et de sa famille; l'ensemble dont elles ont soin.

Références

Association des indirmières et Infirmiers du Canada. (2002). Planifier pour demain:prévisions des ressources humaines en soins infirmiers. [Rapport]. (Juin 2002).

Alasad, J. (2002). Managing technology in the intensive care unit: the nurses' experience. *International Journal of Nursing Studies, 39*(4), 407-413.

Alasad, J., & Ahmad, M. (2005). Communication with critically ill patients. *Journal of Advanced Nursing, 50*(4), 356-362.

Almerud, S., Alapack, R. J., Fridlund, B., & Ekebergh, M. (2007). Of vigilance and invisibility -- being a patient in technologically intense environments. *Nursing in Critical Care, 12*(3), 151-158.

Almerud, S., Alapack, R. J., Fridlund, B., & Ekebergh, M. (2008). Beleaguered by technology: care in technologically intense environments. *Nursing Philosophy, 9*(1), 55-61.

Barnard, A. (2000). Alteration to will as an experience of technology and nursing. *Journal of Advanced Nursing, 31*(5), 1136-1144.

Barnard, A. (2002). Philosophy of technology and nursing. *Nursing Philosophy, 3*(1), 15-26.

Barnard, A., & Gerber, R. (1999). Understanding technology in contemporary surgical nursing: a phenomenographic examination. *Nursing Inquiry, 6*(3), 157-166.

Barnard, A., & Sandelowski, M. (2001). Technology and humane nursing care: (ir)reconcilable or invented difference? *Journal of Advanced Nursing, 34*(3), 367-375.

Benner, P. (1995). *De novice à expert: excellence en soins infirmiers.* Montréal: Éditions du Renouveau pédagogique

Candela, L., & Bowles, C. (2008). Recent RN graduate perceptions of educational preparation. *Nursing Education Perspectives, 29*(5), 266-271.

Casey, K., Fink, R., Krugman, M., & Propst, J. (2004). The graduate nurse experience. *Journal of Nursing Administration, 34*(6), 303-311.

Crocker, C., & Timmons, S. (2009). The role of technology in critical care nursing. *Journal of Advanced Nursing, 65*(1), 52-61.

Dean, B. (1998). Reflections on technology: increasing the science but diminishing the art of nursing? *Accident & Emergency Nursing, 6*(4), 200-206.

Denzin, N. K. (1988). *The Research Act: A Theoretical Introduction to Sociological Methods.* (Third ed.). Englewood Cliffs: Prentice-Hall.

Desrosiers, G. (2009). L'accès aux soins en contexte de pénurie : que fera le nouveau gouvernement? *OIIQ: Le Journal, 6*(1, Janvier- Février).

Duchscher, J. E. B. (2008). A process of becoming: the stages of new nursing graduate professional role transition. *Journal of Continuing Education in Nursing, 39*(10), 441-450.

Duchscher, J. E. B., & Cowin, L. S. (2004). The experience of marginalization in new nursing graduates. *Nursing Outlook, 52*(6), 289-296.

Dyess, S. M., & Sherman, R. O. (2009). The first year of practice: new graduate nurses' transition and learning needs. *Journal of Continuing Education in Nursing, 40*(9), 403-410.

Ellerton, M., & Gregor, F. (2003). A study of transition: the new nurse graduate at 3 months. *Journal of Continuing Education in Nursing, 34*(3), 103.

Engström, B., Uusitalo, A., & Engström. (2011). Relatives' involvement in nursing care: a qualitative study describing critical care nurses' experiences. *Intensive & Critical Care Nursing, 27*(1), 1-9.

Fink, R., Krugman, M., Casey, K., & Goode, C. (2008). The graduate nurse experience: qualitative residency program outcomes. *Journal of Nursing Administration, 38*(7-8), 341-348.

Finke, E. H., Light, J., & Kitko, L. (2008). A systematic review of the effectiveness of nurse communication with patients with complex communication needs with a focus on the use of augmentative and alternative communication. *Journal of Clinical Nursing, 17*(16), 2102-2115.

Giorgi, A. (1997). De la méthode phénoménologique utilisée comme mode de recherche qualitative en sciences humaines : Théorie, pratique et évaluation. In G. Morin (Ed.), *La recherche qualitative : Enjeux épistémologiques* (pp. 341-364). Montréal.

Giorgi, A. (2009). *The descriptive phenomenological method in psychology: a modified Husserlian approch*. Pittsburgh: Duquesne University Press.

Granberg, A., Engberg, I. B., & Lundberg, D. (1998). Patients' experience of being critically ill or severely injured and cared for in an intensive care unit in relation to the ICU syndrome. Part I. *Intensive & Critical Care Nursing, 14*(6), 294-307.

Guba, E., & Lincoln, Y. S. (1989). *Fourth Generation Evaluation*. Newbury: SAGE Publication Inc.

Haigh, C., & Johnson, M. (2007). Attitudes and values of nurse educators: an international survey. *International Journal of Nursing Education Scholarship, 4*(1), 12p.

Halfer, D., & Graf, E. (2006). Graduate nurse perceptions of the work experience. *Nursing Economic$, 24*(3), 150-155.

Henderson, S. (2002). Factors impacting on nurses' transference of theoretical knowledge of holistic care into clinical practice. *Nurse Education in Practice, 2*(4), 244-250.

Hofhuis, J. G. M., Spronk, P. E., van Stel, H. F., Schrijvers, A. J. P., Rommes, J. H., & Bakker, J. (2008). Experiences of critically ill patients in the ICU. *Intensive & Critical Care Nursing, 24*(5), 300-313.

Karlsson, V., & Forsberg, A. (2008). Health is yearning--experiences of being conscious during ventilator treatment in a critical care unit. *Intensive & Critical Care Nursing, 24*(1), 41-50.

Kelly, J., & Ahern, K. (2009). Preparing nurses for practice: a phenomenological study of the new graduate in Australia. *Journal of Clinical Nursing, 18*(6), 910-918.

Kiekkas, P., Karga, M., Poulopoulou, M., Karpouhtsi, I., Papadoulas, V., & Koutsojannis, C. (2006). Use of technological equipment in critical care units: nurses' perceptions in Greece. *Journal of Clinical Nursing, 15*(2), 178-187.

Krol, P. (2010). The learning of caring among student nurses in a baccalaureate program in skills training. *Recherche en Soins Infirmiers*(102), 59-72.

Lamarre, A.-M. (2004). Étude de l'expérience de la première année d'enseignement au primaire dans une perspective phénoménologico-herméneutique. *Recherche qualitatives, 24*, 19-56.

Lindberg, E. B. (2007). Increased job satisfaction after small group reflection on an intensive care unit. *Dimensions of Critical Care Nursing, 26*(4), 163-167.

Little, C. V. (2000). Technological competence as a fundamental structure of learning in critical care nursing: a phenomenological study. *Journal of Clinical Nursing, 9*(3), 391-399.

LoBiondo-Wood, G., & Haber, J. (2005). *Nursing research in Canada: methods, critical appraisal and utilization* (1er edition ed.). Toronto: Elsevier Mosby.

Locsin, R. C. (2001). Culture corner. The culture of technology: defining transformation in nursing, from "the lady with a lamp" to "robonurse"? *Holistic Nursing Practice, 16*(1), 1-4.

Locsin, R. C., & Purnell, M. (2007). Rapture and suffering with technology in nursing. *International Journal for Human Caring, 11*(1), 38-43.

Maben, J., Latter, S., & Clark, J. M. (2006). The theory-practice gap: impact of professional-bureaucratic work conflict on newly-qualified nurses. *Journal of Advanced Nursing, 55*(4), 465-477.

Maben, J., Latter, S., & Clark, J. M. (2007). The sustainability of ideals, values and the nursing mandate: evidence from a longitudinal qualitative study. *Nursing Inquiry, 14*(2), 99-113.

McGrath, M. (2008). The challenges of caring in a technological environment: critical care nurses' experiences. *Journal of Clinical Nursing, 17*(8), 1096-1104.

Meyor, C. (2005). La phénoménologie dans la méthode scientifique et le problème de la subjectivité. *Recherches qualitatives 25*(1).

Morrow, S. (2009). New graduate transitions: leaving the nest, joining the flight. *Journal of Nursing Management, 17*(3), 278-287.

Moyle, W., Barnard, A., & Turner, C. (1995). The humanities and nursing: using popular literature as a means of understanding human experience. *Journal of Advanced Nursing, 21*(5), 960-964.

Muldowney, Y., & McKee, G. (2011). Nurses new to intensive care: perceptions of their clinical learning environment. *Nursing in Critical Care, 16*(4), 201-209.

Munhall, P. L. (2007). *Nursing Research a Qualitative Perspective* (4 ed.). Sudbury: Jones and Bartelett Publishers.

Nagle, L. M. (1999). A matter of extinction or distinction. *Western Journal of Nursing Research, 21* (1), 71-82.

Ordre des infirmières et Infirmiers du québec. (2010). Rapport statistique sur l'effectif infirmier: le Québec et ses régions.

Parker, M. (2006). *Nursing theories & nursing practice* (2nd ed.). Philadelphia: F.A Davis.

Parse, R. (2001). *Inquiry: The path of sciencing*. Sudbury: Johns and Bartelett Publishers.

Pellico, L. H., Brewer, C. S., & Kovner, C. T. (2009). What newly licensed registered nurses have to say about their first experiences. *Nursing Outlook, 57*(4), 194-203.

Pendry, P. S. (2007). Moral distress: recognizing it to retain nurses. *Nursing Economic$, 25*(4), 217-221.

Peter, E. H., Macfarlane, A. V., & O'Brien-Pallas, L. L. (2004). Analysis of the moral habitability of the nursing work environment. *Journal of Advanced Nursing, 47*(4), 356-364.

Polit, D. F., Loiselle, C. G., Tatano Beck, C., & Profetto-McGrath, J. (2007). *Méthodes de recherche en sciences infirmières: Approches quantitatives et qualitatives*. Québec: ERPI.

Racher, F. E., & Robinson, S. (2003). Are phenomenology and postpositivism strange bedfellows?... including commentary by Caelli K and Romyn DM with author response. *Western Journal of Nursing Research, 25*(5), 464-491.

Sadala, M. L. A., & Adorno, R. D. C. (2002). Phenomenology as a method to investigate the experience lived: a perspective from Husserl and Merleau Ponty's thought. *Journal of Advanced Nursing, 37*(3), 282-293.

Schmidt, N. A., & Brown, J. M. (2009). *Evidence-Based Practice for nurses. Appraisal and application of research*. Mississauga: Jones and Bartlett Publishers.

Stayt, L. C. (2007). Nurses' experiences of caring for families with relatives in intensive care units. *Journal of Advanced Nursing, 57*(6), 623-630.

Streubert Speziale, H. J., & Rinaldi Carpenter, D. (2007). *Qualitative research un nursing* (Fourth edition ed.). Philadelphia: Lippincott Williams & Wilkins.

Thorpe, K., & Loo, R. (2003). The values profile of nursing undergraduate students: implications for education and professional development. *Journal of Nursing Education, 42*(2), 83-90.

Tinsley, C., & France, N. E. M. (2004). The trajectory of the registered nurse's exodus from the profession: a phenomenological study of the lived experience of oppression. *International Journal for Human Caring, 8*(1), 8-12.

Walters, A. J. (1994). A hermeneutic study of the concept of "focusing" in critical care nursing practice. *Nursing Inquiry, 1*(1), 23-30.

Walters, A. J. (1995). Technology and the lifeworld of critical care nursing. *Journal of Advanced Nursing, 22*(2), 338-346.

Wangensteen, S., Johansson, I., & Nordstrom, G. (2008). The first year as a graduate nurse - an experience of growth and development. *Journal of Clinical Nursing, 17*(14), 1877-1885.

Watson, J. (1985). *Nursing: The Philosophy and Science of Caring*. Colorado: University Press of Colorado.

Watson, J. (1988). *Nursing the Philosophy and Science of Caring*. Niwot: University Press of Colorado.

Watson, J. (1999). *Post modern nursind and beyond*. Philadelphia: Churchill Livingston.

Watson, J. (2002). Intentionality and caring-healing consciousness: a practice of transpersonal nursing. *Holistic Nursing Practice, 16*(4), 12-19.

Watson, J. (2008). *Nursing: the philosophy and science of caring* (University Press of Colorado ed.).

Wilkin, K., & Slevin, E. (2004). The meaning of caring to nurses: an investigation into the nature of caring work in an intensive care unit. *Journal of Clinical Nursing, 13*(1), 50-59.

Williams, C. M. A. (2005). The identification of family members' contribution to patients' care in the intensive care unit: a naturalistic inquiry. *Nursing in Critical Care, 10*(1), 6-14.

Zaforteza, C., Gastaldo, D., de Pedro, J. E., Sanchez-Cuenca, P., & Lastra, P. (2005). The process of giving information to families of critically ill patients: a field of tension. *International Journal of Nursing Studies, 42*(2), 135-145.

Appendice A

Guide d'entrevue

Guide d'entrevue

Décrire et comprendre l'expérience du « prendre soin » d'un patient qui requiert des soins intensifs techniques, dans des contextes modernes pour assurer sa survie, chez l'infirmière nouvellement diplômée.

1. Décrivez-moi le parcours qui a fait de vous une infirmière de soins intensifs ?
2. Décrivez-moi votre expérience de pratique en tant qu'infirmière aux soins intensifs.
3. Décrivez-moi votre expérience du contexte des soins intensifs.
4. Que signifie personnellement l'expérience du « *prendre soin* » d'un patient hospitalisé aux soins intensifs ?
5. Décrivez-moi votre expérience de l'utilisation d'instruments de «haute technologie » ou « machines » pour assurer le « *prendre soin* » d'un patient aux soins intensifs.
6. En un mot, comment décririez-vous votre expérience ?

Appendice B

Formulaire de consentement

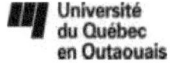

Université du Québec en Outaouais
Formulaire de consentement

Titre du projet de recherche :
Représentation du « prendre soin » d'un patient qui requiert des soins intensifs techniques pour assurer sa survie, chez l'infirmière nouvellement diplômée.

Nom de l'étudiante-chercheure :
Lysane Paquette, BSI, MSI (c), boursière MELS
Cellulaire : 450-565-7309
lysane.paquette@uqo.ca

Comité de direction :

1) Chantal Saint-Pierre, directrice de recherche
    Directrice du Module des sciences de la santé et Responsable des programmes de deuxième cycle en sciences infirmières
    (819) 595-3900 poste 2347
    chantal.saint-pierre@uqo.ca

2) Pawel Krol, co-directeur de recherche
    Ph.D (c), Professeur sous octroi, Département des sciences infirmières UQO, Boursier MELS
    (450) 530-7616 poste 4026
    pawel.krol@uqo.ca

Introduction

Au cours des 20 dernières années, encouragé par le progrès rapide des technosciences, nombre d'instruments technologiques ont été introduits dans les soins de santé, notamment dans les unités de soins intensifs où ils sont devenus une partie intégrante de la pratique clinique, où leur utilisation constitue la pierre angulaire des traitements prodigués par la médecine moderne. Dans un tel contexte les infirmières doivent répondre à des besoins de santé qui se complexifient, des normes de compétences de plus en plus élevées et aux demandes d'une médecine moderne de plus en plus exigeante. De même, les infirmières doivent exercer dans des conditions de travail considérées comme difficiles entre autre, en raison de la pénurie en personnel infirmier et de l'alourdissement des charges de travail.

À la lumière des écrits en sciences infirmières, il apparaît que le milieu des soins intensifs peut dépersonnaliser et déshumaniser les patients et qu'il s'agit d'un défi d'autant plus grand pour les infirmières novices. Or, à notre connaissance, il n'y a pas d'étude qui porte sur cette expérience vécue par les infirmières nouvellement diplômées et de surcroît dans un contexte de soins intensifs québécois.

Informations et déroulement de la recherche

Ainsi, cette étude réalisée dans le cadre de la maîtrise en sciences infirmières, a pour but d'explorer la représentation du « prendre soin » d'un patient qui requiert des soins intensifs techniques pour assurer sa survie, chez l'infirmière nouvellement diplômée. En participant à ce projet, il vous sera demandé dans un premier temps, de rédiger un journal de bord portant sur trois journées de travail. Notez, qu'il n'est pas obligatoire que celles-ci soient consécutives. Ce journal permettra de partager vos perceptions, vos expériences et vos réflexions quant aux soins des patients requérant l'emploi de technologies intensives. Vous n'êtes pas tenu de rédiger un minimum de propos et vous choisissez le moment qui vous convient le mieux pour le compléter.

L'objectif de ce journal est de favoriser une réflexion qui permettra d'enrichir les réponses lors de l'entrevue.

Dans un deuxième temps, vous serez convié à une entrevue, qui sera enregistrée et menée par l'étudiante à la maîtrise. Cette rencontre durera entre 45 min et une heure et le moment en sera fixé selon une entente mutuelle. Les données seront conservées de façon numérique sur un disque dur externe qui sera entreposé dans un tiroir barré dans le bureau de la directrice de recherche de l'étudiante. Cependant, la transcription de l'entrevue sera conservée pendant cinq ans. Soyez assuré qu'aucune information personnelle permettant de vous identifier ne sera divulguée. De même, les résultats analysés seront présentés de façon globale, sous forme de résumés pour l'ensemble des participants, plutôt qu'individuelle.

Outre le temps consacré à la rédaction du journal et à l'entrevue, nous envisageons qu'un risque psychologique minimum puisse exister suite à cette participation relativement aux prises de consciences professionnelles que le journal de bord et l'entrevue pourraient susciter. Précisons que cette recherche peut contribuer à une réflexion sur votre pratique en tant qu'infirmière et ne pourra, selon nous, que vous apporter une meilleure connaissance de soi. Vous pourrez trouver de l'aide psychologique au service d'aide aux employés de votre établissement de travail. L'étudiante-chercheure s'engage à vous accompagner dans vos démarches.

Notez également que vous êtes libre de participer à l'étude et de vous en retirer en tout temps. De même, l'étudiante-chercheure ou les membres de son comité de direction demeurent disponibles pour toutes questions ou préoccupations relatives à votre participation. Cette recherche, approuvée par le comité d'éthique de l'Université du Québec en Outaouais, devrai permettre d'améliorer la prestation des soins et ce, dans une perspective humaniste.

Pour toute autre question relative à vos droits à titre de participant pressenti pour ce projet de recherche, veuillez vous adresser à la personne suivante : M. André

Durivage, président du comité d'éthique à la recherche 819 595-3900, poste 1781 ou adresse courriel : andre.durivage@uqo.ca.

Consentement

Je soussigné(e) :

Consens librement à participer à la recherche intitulée : « Représentation du « *prendre soin* » d'un patient qui requiert des soins intensifs techniques pour assurer sa survie, chez l'infirmière nouvellement diplômée». J'ai pris connaissance du formulaire et je comprends le but, la nature, les avantages, les inconvénients du projet de recherche. Je suis satisfait(e) des explications, précisions et réponses que l'étudiante chercheure m'a fournies quant à ma participation à ce projet.

Signature du participant
Date :

Signature de l'étudiante-chercheure :
Date :

Appendice C
Certificat d'approbation éthique

Notre référence : 1369

CERTIFICAT D'APPROBATION ÉTHIQUE

Le Comité d'éthique de la recherche a examiné le projet de recherche intitulé :

Projet : « Représentation du prendre soin d'un patient qui requiert des soins intensifs techniques pour assurer sa survie, chez l'infirmière nouvellement diplômée ».

Soumis par : Madame Lysane Paquette
Étudiante
Département des sciences infirmières

Le Comité a conclu que la recherche proposée respecte les principes directeurs de la Politique d'éthique de la recherche avec des êtres humains de l'Université du Québec en Outaouais.

Ce certificat est valable jusqu'au **28 mars 2012.**

Au nom du Comité,

André Durivage
Président
Comité d'éthique de la recherche

Date d'émission : Le **28 mars 2011**

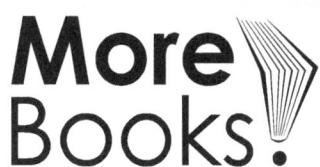

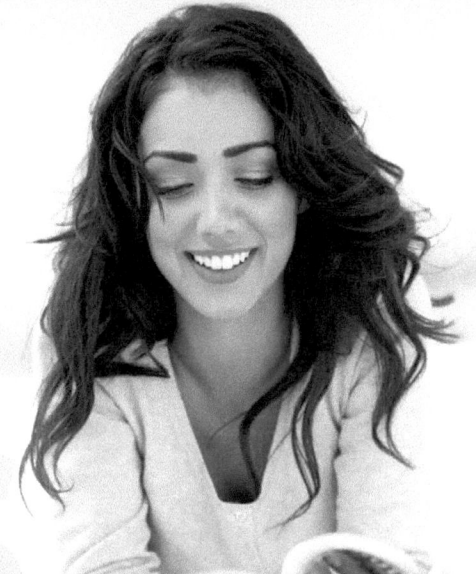

Oui, je veux morebooks!

i want morebooks!

Buy your books fast and straightforward online - at one of world's fastest growing online book stores! Environmentally sound due to Print-on-Demand technologies.

Buy your books online at
www.get-morebooks.com

Achetez vos livres en ligne, vite et bien, sur l'une des librairies en ligne les plus performantes au monde! En protégeant nos ressources et notre environnement grâce à l'impression à la demande.

La librairie en ligne pour acheter plus vite
www.morebooks.fr

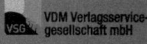

VDM Verlagsservicegesellschaft mbH
Heinrich-Böcking-Str. 6-8   Telefon: +49 681 3720 174   info@vdm-vsg.de
D - 66121 Saarbrücken   Telefax: +49 681 3720 1749 www.vdm-vsg.de

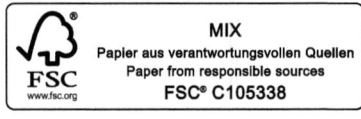

Printed by Books on Demand GmbH, Norderstedt / Germany